受験生の皆さんへ

　過去の問題に取り組む目的は、(1)出題傾向(2)出題方式(3)難易度(4)合格点を知り、これからの受験勉強に役立てることにあります。出題傾向などがつかめれば目的は達成したことになりますが、それを一歩深く進めるのが、受験対策の極意です。

　せっかく志望校の出題と取り組むのですから、本番に即した受験対策の場に活用すべきです。では、どうするのか。

　第一は、実際の入試と同じ制限時間を設定して問題に取り組むこと。試験時間が六十分なら六十分以内で挑戦し、時間配分を感覚的に身に付ける訓練です。

　二番目は、きっちりとした正答チェック。正解出来なかった問題は、正解できるまで、徹底的に攻略する心構えが必要です。間違えた場合は、単なるケアレスミスなのか、知識不足が原因のミスなのか、考え方が根本的に間違えていたためのミスなのか、きちんと確認して、必ず正解が書けるようにしておく。

　正答が手元にある過去問題にチャレンジしながら、正解できなかった問題をほったらかしにする受験生もいます。そのような受験生に限って、他の問題集をやっても、間違いを放置したまま、次の問題、次の問題と単に消化することだけに走っているのではないかと思います。過去問題であれ問題集であれ、間違えた問題は、正解できるまで必ず何度も何度も繰り返しチャレンジする。これが必勝の受験勉強法なことをお忘れなく。

入試問題検討委員会

【本書の内容】
1. 本書は過去6年間の問題と解答を収録しています。
2. 英語・数学・化学の問題と解答を収録しています。尚、大学当局より非公表の問題は掲載していません。
3. 現在受験生を指導している、すぐれた現場の先生方による解答解説を掲載しています。
4. 本書は問題の微細な誤りをなくすため、実物の入試問題を大学より提供を受け、そのまま画像化して印刷しています。
　<u>令和2年度、平成31年度の試験問題には、実際の試験時間を入れています。</u>

　尚、本書発行にご協力いただきました先生方に、この場を借り、感謝申し上げる次第です。

目 次

令和2年度

問　題　と　解　答

英　語

問題
（60分）

Ａ日程

2年度

Ⅰ　次の英文を読み、設問に答えなさい。（32点）

1　　　The cobra is known around the world as an extremely fierce and venomous*
₍₁₎
snake. It aggressively attacks anyone it considers its enemy. In South Asia,
thousands of people die from snakebites every year, and cobras are involved in
₍₂₎
more than 30 percent of those life-ending snakebites.

2　　　Whenever a cobra senses a nearby threat, it spreads its neck to make a
₍₃₎
hood. Then it targets and shoots its venom* at the threat using its fangs*.
Because of this danger, people tend to stay away from areas where cobras live,
and in most places try to kill cobras whenever they find them. The snakes, too,
prefer to avoid places inhabited by humans.
₍₄₎

3　　　However, in a group of three villages in the eastern Indian state of West
Bengal, cobras are a big part of the villagers' everyday lives — and yet they are
anything but deadly. Covering an area of 4-5 square kilometers, the villages in the
Bardhaman district are home to at least 6,000 cobras. The villagers and the cobras
do not fear each other. In fact, nearly two out of every three of the Bardhaman
₍₅₎
cobras live inside the rooms or yards of the villagers.

4　　　Except during winter when the snakes go underground to sleep, at least every second house in the three Bardhaman villages has a cobra lying quietly beneath the bed or in the kitchen. The snake is like a pet cat or dog, largely uninterested in the people around it. At night, some of the Bardhaman cobras even have a habit of sliding up and onto the beds of villagers. Such a situation does not worry the villagers at all. To them, the snakes are not cobras at all but Jhankeswaree — the living incarnation* of a snake goddess.

5　　　Around 50 people get bitten by the Bardhaman cobras every year, but miraculously, none in the past 20 years has died from a bite or needed medical treatment. When people do get bitten, they are taken to the chief priest of the local Jhankeswaree temple. There, the priest applies some mud from the temple pond to the wound and sings some special songs in praise of the snake goddess. The villagers believe that this process kills the venom immediately.

(Source: *Reading Trek!*, Kinseido, 2019)

（注）　venomous*　　有毒な

　　　　venom*　　　　毒

　　　　fang*　　　　　毒牙

　　　　incarnation*　　化身

問1　下線部(1)～(8)の文中での意味として最も適切なものを、(A)～(D)の中から一つ選びなさい。

(1)　(A)　dependent　　(B)　sensitive　　(C)　violent　　(D)　poisonous

(2)　(A)　connected to　(B)　represented by　(C)　calculated by　(D)　restricted to

(3)　(A)　inspects　　(B)　measures　　(C)　follows　　(D)　feels

(4)　(A)　occupied　　(B)　vacated　　(C)　built　　(D)　observed

(5)　(A)　over　　(B)　exactly　　(C)　almost　　(D)　closely

(6)　(A)　system　　(B)　routine　　(C)　policy　　(D)　design

(7)　(A)　enrage　　(B)　bother　　(C)　sadden　　(D)　depress

(8)　(A)　experiment　　(B)　observation　　(C)　training　　(D)　care

問2　(1)～(4)の質問の答えとして最も適切なものを、(A)～(D)の中から一つ選びなさい。

(1)　According to paragraphs 1 and 2, which of the following is true?

(A)　Cobras and humans don't often live in the same places.

(B)　Cobras are the leading cause of death in South Asia.

(C)　Cobras kill more people than any other type of snake.

(D)　Cobras are threatened by people wearing hoods.

(2)　According to paragraph 3, which of the following is true?

(A)　Four to five square kilometers of the village are covered in snakes.

(B)　Most of the snakes live outside of villagers' homes.

(C)　Living with cobras is normal for some people.

(D)　The cobras in Bardhaman are exceptionally dangerous.

(3)　According to paragraph 4, which of the following is true?

(A)　Snakes like cats and dogs better than humans.

(B)　Cobras tend to be inactive when it is cold.

(C)　Religion and cobras are unrelated in Bardhaman.

(D)　To avoid cobras in Bardhaman, it is best to sit on furniture.

(4)　According to paragraph 5, which of the following is true?

(A)　Villagers have strong faith in their religious practices.

(B)　Snakebites take 50 lives every year in Bardhaman.

(C)　The chief priest in Bardhaman is a licensed medical doctor.

(D)　Miracles happened more than 20 years ago in Bardhaman.

Ⅱ　次の各文の空所に入る最も適切なものを、(A)～(D)の中から一つ選びなさい。（24点）

1. I asked him to let me ＿＿＿＿＿＿ when he made up his mind what to do.

   (A) to know　　　(B) know　　　(C) knowing　　　(D) knew

2. Everyone has to ＿＿＿＿＿＿ a three-page form in order to have their licenses renewed.

   (A) fill out　　　(B) read about　　　(C) write about　　　(D) think out

3. You must try your hardest if you want to ＿＿＿＿＿＿ the family business.

   (A) achieve　　　(B) perform　　　(C) accomplish　　　(D) succeed

4. I wonder what prevented Sally ＿＿＿＿＿＿ attending this program.

   (A) against　　　(B) to　　　(C) from　　　(D) with

5. After reading her letter, I came to the ＿＿＿＿＿＿ that she was really a very kind person.

   (A) conclusion　　　(B) result　　　(C) suggestion　　　(D) destination

6. I failed the final exam for the course. I wish I ＿＿＿＿＿＿ harder.

   (A) would studied　　　(B) studied　　　(C) have studied　　　(D) had studied

7. Not all people who ＿＿＿＿＿＿ law become lawyers.

   (A) take in　　　(B) master for　　　(C) major in　　　(D) study for

8. Your help is ＿＿＿＿＿＿ to the success of this project.

   (A) vital　　　(B) counting　　　(C) complete　　　(D) appropriate

9. It's very interesting to watch them ＿＿＿＿＿＿ a new building.

   (A) to construct　　　(B) constructs　　　(C) constructing　　　(D) constructed

10. It is hard for anyone to ＿＿＿＿＿＿ to a new environment.

   (A) get use　　　(B) make use　　　(C) make used　　　(D) get used

11. The saying _____ : "Heaven helps those who help themselves."

   (A) tells   (B) goes   (C) speaks   (D) spreads

12. Nowadays, pilots need to obey a _____ law against drinking alcohol.

   (A) hard   (B) big   (C) wicked   (D) strict

Ⅲ 次の日本文の意味を表すように下記の語句を並べかえて英文を完成させるとき、（ 1 ）～（ 15 ）に入る語句の記号を答えなさい。ただし、文頭に置かれる語句もすべて小文字で表記されています。(15点)

1. 他の条件が同じであれば、より簡単な手法の方が望ましい。

All （ 1 ）（　　）（　　）（ 2 ），（　　）（　　）（ 3 ） better.

(A) other　　　　　(B) simpler　　　　　(C) being　　　　　(D) equal

(E) methods　　　　(F) things　　　　　(G) are

2. みんな彼の説を信じていたが、それが間違いであることが分かった。

Everyone believed his theory, but （ 4 ）（　　）（　　）（ 5 ）（　　）（　　）（ 6 ）.

(A) out　　　　　　(B) to　　　　　　　(C) it　　　　　　　(D) wrong

(E) turned　　　　　(F) has　　　　　　 (G) be

3. 正直言って、自分の面倒を見るだけで精いっぱいだ。

To be honest, I （ 7 ）（　　）（　　）（ 8 ）（　　）（　　）（ 9 ） myself.

(A) of　　　　　　　(B) to do　　　　　　(C) enough　　　　　(D) take

(E) care　　　　　　(F) to　　　　　　　(G) have

4. その映画が大ヒットすることをみんなが期待していた。

（ 10 ）（　　）（　　）（ 11 ）（　　）（ 12 ）（　　）.

(A) the movie　　　(B) a　　　　　　　(C) hit　　　　　　(D) expected

(E) to be　　　　　(F) everyone　　　　(G) big

5. 二度とそのようなことが起こらないようにします。

（ 13 ）（　　）I（　　）（ 14 ）（　　）（　　）（ 15 ）.

(A) I　　　　　　　(B) again　　　　　　(C) happen　　　　　(D) let

(E) promise　　　　(F) it　　　　　　　(G) won't

Ⅳ 会話を読み、設問に答えなさい。（14点）

問1　次の会話の空所に最も適切なものを、(A)〜(D)の中から一つ選びなさい。

1.　Chie:　Did you go out with Takeshi last night?

　　Judy:　Yeah, we just went to see a movie, though.

　　Chie:　Do you really like him? Are you going to go on a date again?

　　Judy:　_____

　　　(A)　Sure! He's a great person.

　　　(B)　I shouldn't have let her go.

　　　(C)　That's why I told you.

　　　(D)　Mind the gap.

2.　[at a restaurant]

　　Henry:　Well, it's time to go home.

　　Jane:　Oh, look at the time. How much do I owe you?

　　Henry:　_____

　　Jane:　Thanks. I'll treat you next time.

　　　(A)　Let me pay you later.

　　　(B)　We should split the bill.

　　　(C)　Don't get me wrong.

　　　(D)　It's on me.

問2　会話の内容をもとに、最も適切なものを(A)〜(D)の中から一つ選びなさい。

1.　Tourist:　Excuse me. I'm looking for a good souvenir.

　　　Clerk:　What sort of gift do you have in mind?

　Tourist:　Something small and easy to carry.

　　　Clerk:　I see. How about these silver coins?

According to the conversation, which of the following is true?

　　　　　(A)　The tourist is looking for a souvenir he can eat.

　　　　　(B)　The clerk cannot provide a suitable souvenir.

　　　　　(C)　The clerk's suggestion matches the tourist's request.

　　　　　(D)　There is a big sale on souvenirs at the shop.

2.　Vivienne:　I heard you started working at McDenny's.

　　　　Ken:　Yeah, just a few hours a week for now.

　Vivienne:　How do you like it so far?

　　　　Ken:　It seems OK, I guess. Everyone is pretty friendly.

According to the conversation, which of the following is true?

　　　　　(A)　Ken and Vivienne both work at the same place.

　　　　　(B)　Ken got a new part-time job recently.

　　　　　(C)　Ken got fired from his job.

　　　　　(D)　Ken works full time at McDenny's.

Ⅴ　資料を読み、設問に答えなさい。（15点）

問1　次の広告を読み、最も適切なものを(A)〜(D)の中から一つ選びなさい。

❧ PICK YOUR OWN PEACHES ❧

Fredericksberg Orchards has the most delicious peaches in Central Texas. Come during harvest season and you can pick your own peaches—right off the tree! You know they're fresh when you pick them yourself. Pay by the basket or by the pound.

Prices: $30 per large basket (approximately 30 pounds),
　　　　$10 per small basket (approximately 8 pounds),
　　　　$1.80 per pound for smaller amounts.

Hours: 8 a.m. to 3 p.m. Monday to Thursday,
　　　　8 a.m. to 7 p.m. Friday and Saturday,
　　　　9 a.m. to 1 p.m. Sunday.

Note that we are only open for pick-your-own-peaches during the peach harvest season, which runs from late May to early August. You should try to come in the morning if you want the best peaches. If you'd like to bring your family later on a weekday afternoon or in the early evening, please call us at (512) 306-1836 to reserve a time.

(Source: *TOEIC® Listening and Reading Test 550*, Eihosha, 2018)

1．What should you do if you want to pick peaches with your family on a Sunday in April?

   (A)　You should give up your plan or go somewhere else.

   (B)　You should visit the orchard in the morning.

   (C)　You should call the staff to make a special request.

   (D)　You should pay by the basket, not by the pound.

2．According to the ad, which of the following is true?

   (A)　You can grow your own peach tree and harvest the peaches.

   (B)　You can enjoy picking your own peaches in the evening on Sundays.

   (C)　You should come in the afternoon if you want the best peaches.

   (D)　You can pay by the basket if you want a lot of peaches.

問2　グラフをもとに、最も適切なものを(A)～(D)の中から一つ選びなさい。

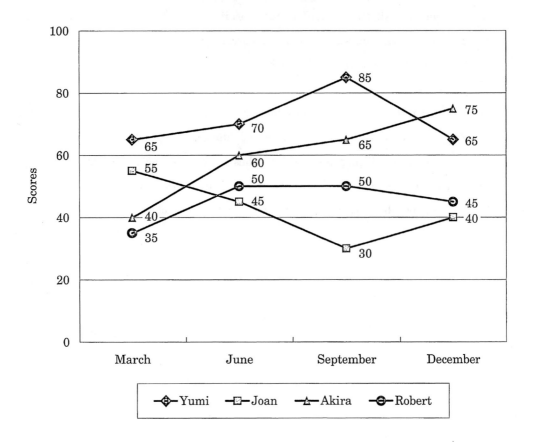

Students' Test Scores for 2018

(作成: SUE2019)

(1)　Which of the following correctly describes what this graph indicates?

 (A)　The test scores of four students over two years.

 (B)　The average marks for the four students in 2018.

 (C)　The quarterly results of four students' test scores in 2018.

 (D)　Which month's test is the most likely to be well-attended in 2018.

(2) Whose test scores improved the most over the whole period?

(A) Yumi's.

(B) Joan's.

(C) Akira's.

(D) Robert's.

(3) According to this graph, which of the following is true?

(A) The difference between Yumi's best and worst scores is greater than the difference between those of Akira.

(B) Joan's test scores continued to fall during the entire period.

(C) Yumi had the best score on each of the tests in 2018.

(D) Robert's worst score is higher than Joan's.

数 学

問題
（60分）

| A 日程 |

2年度

Ⅰ 次の問1～問5の空欄 (ア) ～ (ソ) に当てはまる整数を0～9から1つ選び，該当する
解答欄にマークせよ。ただし，分数は既約分数で表せ。(75点)

問1．a を正の実数とする。2つの集合 $A = \{\, x \mid |x| < a,\ x \text{は実数} \,\}$，
$B = \{\, x \mid |x-1| \geqq 2,\ x \text{は実数} \,\}$ について，$A \cap B = \phi$ （空集合）となるとき，
$\boxed{(ア)} < a \leqq \boxed{(イ)}$ である。また，$A \cup \overline{B} = A$ となるとき，$a \geqq \boxed{(ウ)}$ である。

問2．整式 $P(x)$ を $x^2 - 2x + 3$ で割ると余りは $2x - 5$，$x + 1$ で割ると余りは11である。
このとき，$P(x)$ を $(x^2 - 2x + 3)(x + 1)$ で割った余りは
$\boxed{(エ)}\, x^2 - \boxed{(オ)}\, x + \boxed{(カ)}$ である。

問3．a は $0 < a < 1$ を満たす定数とする。$0 \leqq x \leqq 2\pi$ の範囲で，$\cos(\pi \sin x) = a$ を満た
すx は $\boxed{(キ)}$ 個ある。

問4．$x,\ y$ を実数とする。$3^x = 5^y = a$，$\dfrac{1}{x} + \dfrac{1}{y} = \dfrac{1}{2}$ を満たす定数a の値は
$\boxed{(ク)}\,\boxed{(ケ)}\,\boxed{(コ)}$ である。

問5．x を実数とし，$f(x) = -2x^2 - 4x + 8$，$g(x) = x^2 + 1 + |x^2 - 1|$ とする。2つのグ
ラフ $y = f(x)$，$y = g(x)$ の交点のx座標は，$x = -\boxed{(サ)}$ ，$\boxed{(シ)}$ である。また，こ
の2つのグラフで囲まれた部分の面積は $\dfrac{\boxed{(ス)}\,\boxed{(セ)}}{\boxed{(ソ)}}$ である。

$\boxed{\text{II}}$　次の問1〜問3の空欄　$\boxed{(\mathcal{P})}$　〜　$\boxed{(\mathcal{I})}$　に当てはまる整数を0〜9から1つ選び，該当する

解答欄にマークせよ。(25点)

$\dfrac{5}{37}$ を小数で表したときの小数第 n 位の数を a_n（$n = 1$，2，3，$\cdots$）とする。

問1．$a_1 = \boxed{(\mathcal{P})}$，$a_2 = \boxed{(\mathcal{I})}$，$a_3 = \boxed{(\mathcal{P})}$，$a_4 = \boxed{(\mathcal{I})}$ である。

問2．$\displaystyle\sum_{k=1}^{30} a_k = \boxed{(\mathcal{I})}\,\boxed{(\mathcal{P})}$ である。

問3．$\displaystyle\sum_{k=1}^{30} k a_k = \boxed{(\mathcal{I})}\,\boxed{(\mathcal{P})}\,\boxed{(\mathcal{I})}\,\boxed{(\mathcal{P})}$ である。

化　学

問題
（60分）

A 日程

2年度

解答にあたって必要ならば，次の数値を用いよ。

原子量　H = 1.0, C = 12.0, N = 14.0, O = 16.0, Al = 27.0, Ca = 40.0

気体定数　$R = 8.30 \times 10^3$ Pa・L/(K・mol)

Ⅰ　次の文を読み，問 1 ～ 6 に答えよ。（25点）

　アルミニウムの単体は，冷水や熱水とは反応しないが，高温水蒸気とは反応して水素を発生する。また，アルミニウムは，下式（1）および（2）に示すように酸とも塩基とも反応するため，①両性元素（両性金属）に分類される。

$$2\,Al + \boxed{ア}\,HCl \longrightarrow \boxed{イ}\,AlCl_3 + 3\,H_2 \quad \cdots\cdots\cdots\cdots\cdots\cdots (1)$$

$$\boxed{ウ}\,Al + \boxed{エ}\,NaOH + \boxed{オ}\,H_2O \longrightarrow \boxed{カ}\,Na[Al(OH)_4] + 3\,H_2 \quad \cdots\cdots (2)$$

　アルミニウムの結晶構造は，単位格子をつくる立方体の各面の中心と各頂点に，それぞれ原子が位置する面心立方格子であり，単位格子中に含まれるアルミニウム原子の数は 4 個である。
いま，②不純物を含むアルミニウムの粉末がある。この粉末 5.0 g に塩酸を加えて完全に溶かしたところ，0.24 mol の水素が発生した。

問 1　下線部①の両性金属に分類されるものを a ～ f からすべて選んでマークせよ。

　　a．亜鉛　　　　　　　　b．カルシウム　　　　　　c．スズ

　　d．ナトリウム　　　　　e．鉛　　　　　　　　　　f．マグネシウム

問 2　式（1）および（2）の $\boxed{ア}$ ～ $\boxed{カ}$ に該当する数字をそれぞれマークせよ。

問 3　下線部②の粉末中に含まれるアルミニウムの物質量を $\boxed{a}.\boxed{b} \times 10^{-\boxed{c}}$ mol と表すとき，a ～ c に該当する数字をそれぞれマークせよ。ただし，不純物は塩酸と反応しないものとする。

問 4　下線部②の粉末のアルミニウムの純度を質量パーセントで $\boxed{a}\boxed{b}$ ％と表すとき，a および b に該当する数字をそれぞれマークせよ。

問5　アルミニウムの単位格子の一辺の長さを a [cm]，アルミニウム原子1個の質量を b [g] とするとき，アルミニウムの結晶の密度は $\dfrac{\boxed{\text{X}}}{\boxed{\text{Y}}}$ と表される。$\boxed{\text{X}}$ および $\boxed{\text{Y}}$ に最も適するものをそれぞれ1〜7から選んでマークせよ。

1．a　　　2．a^2　　　3．a^3　　　4．b　　　5．$2b$　　　6．$\sqrt{2} \times b$　　　7．$4b$

問6　アルミニウムの単位格子の一辺の長さを a cm とするとき，アルミニウム原子の半径は $\boxed{\text{Z}}$ cm と表される。$\boxed{\text{Z}}$ に該当する式を1〜7から選んでマークせよ。

1．$\dfrac{\sqrt{a}}{4}$　　　2．$\dfrac{\sqrt{2} \times a}{4}$　　　3．$\dfrac{\sqrt{2}}{4a}$　　　4．$\dfrac{4a}{\sqrt{2}}$

5．$\dfrac{a}{4}$　　　6．$\dfrac{4a^2}{\sqrt{2}}$　　　7．$\dfrac{\sqrt{2}}{4a^2}$

Ⅱ　次の文を読み，問1〜8に答えよ。(27点)

　純水に酸や塩基を少量加えると，pH は大きく変化する。一方，弱酸とその塩，あるいは弱塩基とその塩の混合水溶液に，少量の酸や塩基を加えても pH はあまり変化しない。このような作用を緩衝作用といい，緩衝作用のある溶液を緩衝液という。例えば，酢酸とその塩からなる緩衝液に酸を加えたときには ア の反応が進行し，塩基を加えたときには イ の反応が進行して pH の変化が緩和される。

　いま，1.000 mol/L の酢酸水溶液 250 mL を正確にはかりとり，これに水酸化ナトリウム 0.1000 mol を加えて完全に溶解させた後，純水を加えて全量を正確に 500 mL とし，水溶液 A を調製した。

問1　ア および イ に該当する化学反応式を a〜d からそれぞれ選んでマークせよ。

　　a ． $CH_3COOH \longrightarrow CH_3COO^- + H^+$

　　b ． $CH_3COO^- + H^+ \longrightarrow CH_3COOH$

　　c ． $CH_3COOH + OH^- \longrightarrow CH_3COO^- + H_2O$

　　d ． $CH_3COO^- + H_2O \longrightarrow CH_3COOH + OH^-$

問2　酢酸の電離定数を表す式として，適切なものを a〜d から選んでマークせよ。

　　a ． $\dfrac{[CH_3COOH]}{[CH_3COO^-][H^+]}$　　　　b ． $\dfrac{[CH_3COO^-][H^+]}{[CH_3COOH]}$

　　c ． $\dfrac{[CH_3COONa]}{[CH_3COO^-][Na^+]}$　　　　d ． $\dfrac{[CH_3COO^-][Na^+]}{[CH_3COONa]}$

問3　下線部において，純水 500 mL に 10.00 mol/L の塩酸 1.000 mL を加えてよく撹拌した。この水溶液の水素イオン濃度を $\boxed{a}$. $\boxed{b}$ $\boxed{c}$ × $10^{-\boxed{d}}$ mol/L と表すとき，a〜d に該当する数字をそれぞれマークせよ。ただし，水溶液中の HCl はすべて電離しているものとし，加えた塩酸の体積は無視できるものとする。

問4　水溶液 A の酢酸分子の濃度 [CH_3COOH] を $\boxed{A}$ mol/L と表すとき，$\boxed{A}$ に最も近い数値を a〜g から選んでマークせよ。

　　a ． 0.10　　　b ． 0.15　　　c ． 0.20　　　d ． 0.25　　　e ． 0.30

　　f ． 0.35　　　g ． 0.40

問5　水溶液 **A** の酢酸イオンの濃度 [CH$_3$COO$^-$] を $\boxed{\text{B}}$ mol/L と表すとき，$\boxed{\text{B}}$ に最も近い
　　数値を a〜g から選んでマークせよ。

　　a．0.10　　　　　b．0.15　　　　　c．0.20　　　　　d．0.25　　　　　e．0.30

　　f．0.35　　　　　g．0.40

問6　水溶液 **A** の水素イオン濃度 [H$^+$] を $\boxed{\text{a}}$.$\boxed{\text{b}}$$\boxed{\text{c}}$ × 10$^{-\boxed{\text{d}}}$ mol/L と表すとき，a〜
　　d に該当する数字をそれぞれマークせよ。ただし，水溶液中の酢酸の電離定数
　　$K_a = 2.70 \times 10^{-5}$ mol/L とする。

問7　水溶液 **A** 500 mL に 10.00 mol/L の塩酸 1.000 mL を加えてよく撹拌した。この水溶液の
　　水素イオン濃度 [H$^+$] を $\boxed{\text{a}}$.$\boxed{\text{b}}$$\boxed{\text{c}}$ × 10$^{-\boxed{\text{d}}}$ mol/L と表すとき，a〜d に該当する
　　数字をそれぞれマークせよ。ただし，水溶液中の酢酸の電離定数 $K_a = 2.70 \times 10^{-5}$ mol/L
　　とし，加えた塩酸の体積は無視できるものとする。

問8　水溶液に関する説明として適切なものを a〜f から<u>すべて選んで</u>マークせよ。ただし，希
　　釈による温度変化はないものとする。

　　a．0.1 mol/L の塩酸を純水で 10 倍に薄めると，pH は 1 上昇する。

　　b．0.1 mol/L の塩酸を純水で 10 倍に薄めると，pH は 1 低下する。

　　c．0.1 mol/L の塩酸を純水で 10 倍に薄めても，pH はほとんど変化しない。

　　d．水溶液 **A** を純水で 10 倍に薄めると，pH は 1 上昇する。

　　e．水溶液 **A** を純水で 10 倍に薄めると，pH は 1 低下する。

　　f．水溶液 **A** を純水で 10 倍に薄めても，pH はほとんど変化しない。

Ⅲ　次の文を読み，問1〜7に答えよ。(25点)

　　周期表の $\boxed{A}$ 族に属するハロゲンの原子は，いずれも $\boxed{B}$ 個の価電子をもち，電子を $\boxed{C}$ 個取り入れて $\boxed{C}$ 価の陰イオンになりやすい。

　　①ハロゲンの単体は，いずれも二原子分子からなり，②有色である。また，融点や沸点は，原子番号が $\boxed{ア}$ ものほど高い。ハロゲンの単体は，いずれも陰イオンになりやすく，強い酸化力を示す。酸化力は原子番号が $\boxed{イ}$ ものほど大きい。③フッ素の単体は水と激しく反応し，酸素を発生する。また，塩素の単体は水に溶け，塩素水を生じる。塩素水では，塩素の一部が水と反応し，塩化水素 HCl と④次亜塩素酸 HClO を生じる。

問1　$\boxed{A}$ 〜 $\boxed{C}$ に該当する数字をそれぞれマークせよ。

問2　下線部①について，常温・常圧で固体であるものはどれか。a〜dから選んでマークせよ。
　　　a．F_2　　　　　　b．Cl_2　　　　　　c．Br_2　　　　　　d．I_2

問3　下線部②について，常温・常圧での Br_2 の色をa〜fから選んでマークせよ。
　　　a．黄緑色　　　b．黒紫色　　　c．青白色　　　d．赤褐色
　　　e．淡黄色　　　f．緑白色

問4　$\boxed{ア}$ および $\boxed{イ}$ に該当する語句を，aあるいはbから選んでマークせよ。ただし，必要ならば繰り返し選んでよい。
　　　a．大きい　　　b．小さい

問5　下線部③の反応を下式で表すとき，$\boxed{X}$ 〜 $\boxed{Z}$ に該当する数字をそれぞれマークせよ。
　　　$\boxed{X}$ F_2 + $\boxed{Y}$ H_2O ⟶ $\boxed{Z}$ HF + O_2

問6　ハロゲンに関する以下の反応式のうち，実際に反応が進行するものをa〜fからすべて選んでマークせよ。

　　a．$2KBr + Cl_2 \longrightarrow 2KCl + Br_2$

　　b．$2KBr + I_2 \longrightarrow 2KI + Br_2$

　　c．$2KI + Cl_2 \longrightarrow 2KCl + I_2$

　　d．$2KI + Br_2 \longrightarrow 2KBr + I_2$

　　e．$2KCl + Br_2 \longrightarrow 2KBr + Cl_2$

　　f．$2KCl + I_2 \longrightarrow 2KI + Cl_2$

問7　下線部④の次亜塩素酸に関する記述として，正しいものをa〜dからすべて選んでマークせよ。

　　a．塩素の酸化数は＋2である。

　　b．酸素の酸化数は＋2である。

　　c．酸化作用を示す。

　　d．漂白・殺菌作用を示す。

Ⅳ　次の文を読み，問1～6に答えよ。(23点)

　有機化合物のうち，分子式が同じであり構造が異なる化合物を異性体という。エタノールとジメチルエーテルのように，原子のつながり方が異なる異性体を A という。

　同じ分子式 $C_4H_8O_2$ で表される5つの A （化合物 V～Z）が，それぞれラベルの無い容器に入っている。そこで，どの容器にどの化合物が入っているかを決定するため，実験Ⅰ～Ⅳを行った。また，別途，乾いた試験管に酢酸1.2 g とエタノール1.0 g を入れ，さらに濃硫酸を0.30 g 加えて加熱しながら5分間よく振り混ぜた。その後試験管に水を加えたところ，上層に油状の化合物を得た。

$$CH_3CH_2CH_2OCH \overset{O}{\underset{\|}{}}$$
V

$$CH_3CH_2CH_2COH \overset{O}{\underset{\|}{}}$$
W

$$CH_3CH_2OCCH_3 \overset{O}{\underset{\|}{}}$$
X

$$CH_3CH_2OCH_2CH \overset{O}{\underset{\|}{}}$$
Y

$$CH_2CH_2CH_2CH \overset{OH\quad O}{\underset{\|}{}}$$
Z

実験Ⅰ：化合物をアンモニア性硝酸銀水溶液に加えて加熱した。
実験Ⅱ：化合物を水酸化ナトリウム水溶液に加え，よく振り混ぜた。
実験Ⅲ：化合物を純水に溶かし，水溶液の水素イオン濃度を測定した。
実験Ⅳ：化合物に少量の金属ナトリウムを加えた。

問1　 A に該当する語句をa～dから選んでマークせよ。
　　a．同位体　　　b．立体異性体　　　c．構造異性体　　　d．同族体

問2　実験Ⅰにより銀鏡を生じる化合物を V～Z からすべて選んでマークせよ。

問3　実験Ⅱにより加水分解が進行する化合物を V～Z からすべて選んでマークせよ。

問4　実験Ⅰ～Ⅳの結果から導き出される内容について，適切に述べられているものをa～eから**すべて選んで**マークせよ。

　　a．化合物と容器の対応関係について，5つともすべて決定できる。

　　b．化合物と容器の対応関係について，2つの化合物について決めることが出来ない。

　　c．化合物と容器の対応関係について，3つの化合物について決めることが出来ない。

　　d．化合物と容器の対応関係を全て決定するためには，二クロム酸カリウム水溶液との反応を行う必要がある。

　　e．化合物と容器の対応関係を全て決定するためには，ヨードホルム反応を行う必要がある。

問5　下線部の油状化合物に該当するものを**V～Z**から選んでマークせよ。

問6　下線部において，加えた酢酸の50％が反応し，単一の油状化合物を得た。得られた油状化合物の質量を $\boxed{a}$. $\boxed{b}$ $\boxed{c}$ gと表すとき，a～cに該当する数字をそれぞれマークせよ。

英　語

解答

2年度

Ⅰ

〔解答〕

問 1　(1) C　(2) A　(3) D　(4) A

　　　(5) C　(6) B　(7) B　(8) D

問 2　(1) A　(2) C　(3) B　(4) A

〔出題者が求めたポイント〕

問 1

(1) fierce「獰猛な」。dependent「依存した」。sensitive「敏感な」。violent「暴力的な」。poisonous「有毒な」。

(2) involved in「〜に関与している」。connected to「〜に関係している」。represented by「〜によって代表される」。calculated by「〜で計算される」。restricted to「〜に限定される」。

(3) senses「感知する」。inspects「調査する」。measures「計測する」。follows「追いかける」。feels「感じる」。

(4) inhabited「居住された」。occupied「占居された」。vacated「空席になった」。built「建てられた」。observed「観察された」。

(5) nearly「ほとんど」。over「越えて」。exactly「正確に」。almost「ほとんど」。closely「接近して」。

(6) habit「習慣」。system「システム」。routine「（習慣的に）くり返すこと」。policy「政策」。design「デザイン」。

(7) worry「心配させる」。enrage「激怒させる」。bother「困らせる」。sadden「悲しませる」。depress「意気消沈させる」。

(8) treatment「治療」。experiment「実験」。observation「観察」。training「トレーニング」。care「ケア」。

問 2

(1)　「第 1 段落と第 2 段落によれば、次のどれが正しいか？」

　(A)　コブラと人間は同じ場所に住んでいないことが多い。← 第 2 段落第 3 文に一致

　(B)　コブラは南アジアにおける主要な死因である。

　(C)　コブラは他の種類のヘビより多くの人を殺す。

　(D)　コブラはフードをかぶった人々に脅される。

(2)　「第 3 段落によれば、次のどれが正しいか？」

　(A)　村の 4 〜 5 平方キロメートルはヘビに覆われている。

　(B)　ヘビのほとんどは村人の家の外に住んでいる。

　(C)　コブラと暮らすのが普通の人もいる。← 第 3 段落全体から

　(D)　バルダマーンのコブラは非常に危険だ。

(3)　「第 4 段落によれば、次のどれが正しいか？」

　(A)　ヘビは人間より猫や犬が好きだ。

　(B)　コブラは寒いと不活発になりがちだ。← 第 4 段落第 1 文に一致

　(C)　バルダマーンでは宗教とコブラは無関係だ。

　(D)　バルダマーンのコブラを避けるには、家具に座るのが一番だ。

(4)　「第 5 段落によれば、次のどれが正しいか？」

　(A)　村人は自分たちの宗教的慣習を強く信じている。← 第 5 段落最終文に一致

　(B)　バルダマーンでは毎年 50 人の命が奪われている。

　(C)　バルダマーンの住職は医師免許を持っている。

　(D)　奇跡は 20 年以上前にバルダマーンで起こった。

〔全訳〕

1　コブラは、きわめて獰猛で有毒なヘビとして世界中で知られている。それは敵とみなすもの何でも攻撃する。南アジアでは、毎年何千人もの人々がヘビにかまれて亡くなっており、その 30% 以上がコブラによるものだ。

2　コブラは近くで脅威を感じると、いつでも首を広げてフードを作る。そして、毒牙を使って敵めがけて毒を撃つ。この危険性のため、人々はコブラが生息する地域に近づかないようにしており、たいていの場所では、コブラを見つけると必ず殺そうとする。ヘビもまた、人間の住む場所を避けたがる。

3　しかし、インド東部の西ベンガル州にある 3 つの村では、コブラは村人の日常生活の中の主たる一部となっている ― それでも、まったく命取りにはなっていない。4 〜 5 平方キロメートルの面積を持つバルダマーン地区の村には、少なくとも 6,000 匹のコブラが生息している。村人とコブラはお互いを恐れない。実際、バルダマーン・コブラの 3 匹に 2 匹は村人の部屋や庭に住んでいる。

4　冬にヘビが冬眠のために地下に潜っているときを除いて、少なくともバルダマーンの村の 3 軒に 2 軒は、ベッドの下か台所に静かに横たわるコブラがいる。ヘビはペットの猫や犬のようなもので、周りの人にはほとんど関心を持たない。夜になると、バルダマーン・コブラの中には、村人のベッドに滑り込む習性さえある。こうした状況を村人は全く心配していない。彼らにとって、このヘビはコブラではなく、ヘビの女神の化身であるジャンクスワーレなのだ。

5　バルダマーン・コブラに咬まれた人は毎年約 50 人に上るが、奇跡的にこの 20 年間、咬まれて死亡した人や医療を必要とした人はいない。人は咬まれると、地元のジャンクスワーレ寺院の住職のところへ運ばれる。そこで、住職は寺院の池の泥を傷に塗り、ヘビの女神を賛美する特別な歌を歌う。村人たちはこのプロセスが毒をすぐに殺菌するのだと信じている。

Ⅱ

〔解答〕

1. B　　2. A　　3. D　　4. C
5. A　　6. D　　7. C　　8. A
9. C　　10. D　　11. B　　12. D

〔出題者が求めたポイント〕

1. let は使役動詞なので、let＋O＋動詞原形。
2. 「（用紙に）書き込む」は、fill out または fill in となる。
3. succeed「～を継ぐ」。succeed the family business で「家業を継ぐ」。
4. prevent O from Ving「O が～するのを妨げる」。
5. conclusion「結論」。result「結果」。suggestion「提案」。destination「目的地」。空欄の後ろの that は the conclusion の内容を示す、同格名詞節の that。
6. wish の後ろの節は仮定法。ここでは過去のことなので、仮定法過去完了となる。
7. major in「～を専攻する」。
8. vital「不可欠な」。counting「集計」。complete「完全な」。appropriate「適切な」。
9. them（＝ O）と constructing（＝ C）の関係が能動なので現在分詞が正解。選択肢に construct（原形）があれば、それも可。
10. get used to ～「～に慣れる」。
11. the saying goes「ことわざが言う」。
12. hard「硬い、難しい」。big「大きい」。wicked「邪悪な」。strict「厳しい」。

〔問題文訳〕

1. 私は彼に、決心したら教えてくれるように頼んだ。
2. 免許証を更新してもらうには、誰でも 3 ページの用紙に記入しなければならない。
3. 家業を継ぎたいのなら、君はできる限りの努力しなければならない。
4. サリーはなぜこのプログラムに参加できなかったのだろうか。
5. 彼女の手紙を読んで、私は彼女が本当に親切な人だという結論に達した。
6. 私はそのコースの期末試験に落ちた。もっと勉強しておけばよかった。
7. 法律を専攻する人がみな弁護士になるわけではない。
8. このプロジェクトの成功には君の援助が不可欠だ。
9. 彼らが新しいビルを建築しているのを見るのはとても面白い。
10. 誰でも新しい環境に慣れるのは難しい。
11. ことわざは言う「天は自ら助くる者を助く」と。
12. 最近では、パイロットは飲酒を禁じる厳しい法律を守る必要がある。

Ⅲ

〔解答〕

1. (1) A　　(2) D　　(3) G
2. (4) C　　(5) A　　(6) D
3. (7) G　　(8) F　　(9) A
4. (10) F　　(11) E　　(12) G
5. (13) A　　(14) D　　(15) B

〔出題者が求めたポイント〕

正解の英文

1. All (other things being equal, simpler methods are) better.
2. Everyone believed his theory, but (it has turned out to be wrong).
3. To be honest, I (have enough to do to take care of) myself.
4. (Everyone expected the movie to be a big hit).
5. (I promise) I (won't let it happen again).

Ⅳ

〔解答〕

問1

1. A　　2. D

問2

1. C　　2. B

〔出題者が求めたポイント〕

問1

1.
(A) もちろん！　彼はすばらしい人です。
(B) 彼女を行かせるべきではなかった。
(C) だからボクは君に言ったんだ。
(D) ホームと車両の隙間にお気をつけください。

2.
(A) 後であなたに支払わせてください。
(B) 割り勘にしよう。
(C) 私を誤解しないでください。
(D) 私のおごりです。

問2

1. 「この会話によると、次のどれが正しいか？」
(A) 観光客は食べられるお土産を探している。
(B) 店員は適当なお土産を用意できない。
(C) 店員の提案は旅行者の要求と一致する。
(D) その店ではお土産の大セールをやっている。

2. 「この会話によると、次のどれが正しいか？」
(A) ケンとヴィヴィアンは二人とも同じ職場で働いている。
(B) ケンは最近新しいアルバイトの口が見つかった。
(C) ケンは仕事を解雇された。
(D) ケンはマクデニーズで、フルタイムで働いている。

〔全訳〕

問1

1.
チエ：昨日の夜、タケシとデートしたの？
ジュディ：ええ、映画を観に行っただけだけどね。
チエ：彼のこと本当に好きなの？　またデートするの？

ジュディ：もちろん！　彼はすばらしい人よ。
2.［レストランで］
ヘンリー：さて、家に帰る時間だね。
ジェーン：あら、もうこんな時間。いくら払えばいい？
ヘンリー：ボクがおごるよ。
ジェーン：ありがとう。次は私がおごるわ。

問2
1.
観光客：すみません。いいお土産を探しています。
店　員：どんなプレゼントをお考えですか？
観光客：小さくて持ち運びやすいもの。
店　員：分かりました。こちらの銀貨はいかがですか？
2.
ヴィヴィアン：あなたがマクデニーズで働き始めたと聞いたわ。
ケン：うん、当分は週に数時間だけだけどね。
ヴィヴィアン：これまでのところどう？
ケン：いいと思うよ。みんなとても親切なんだ。

Ⅴ
〔解答〕
問1
　1.　A　　2.　D
問2
　1.　C　　2.　C　　3.　D
〔出題者が求めたポイント〕
問1
1.「4月の日曜日に家族で桃狩りをしたい場合はどうしたらよいか？」
　(A)　計画をあきらめるか、どこかよそへ行くべきだ。
　(B)　午前中に果樹園を訪れるべきだ。
　(C)　スタッフを呼んで、特別なお願いをするべきだ。
　(D)　ポンド単位ではなく、バスケット単位で支払うべきだ。
2.「広告によると、次のどれが正しいか？」
　(A)　自分で桃の木を育てて収穫することができる。
　(B)　日曜の夕方に自分で桃狩りが楽しめる。
　(C)　一番おいしい桃が欲しければ、午後に来た方がよい。
　(D)　桃をたくさん欲しいなら、バスケット単位で支払うことができる。
問2
(1)「次のどれがこのグラフが示す内容を正しく説明しているか？」
　(A)　2年間にわたる4人の学生のテスト成績。
　(B)　2018年の4人の学生の平均点。
　(C)　2018年の4人の学生のテスト成績の3ヶ月ごとの結果。

(D)　2018年は何月のテストにおいて一番出席者が多かったと思われるか。
(2)「全期間を通じて、誰のテストの成績が一番良くなったか？」
　(A)　ユミの成績。
　(B)　ジョーンの成績。
　(C)　アキラの成績。
　(D)　ロバートの成績。
(3)「このグラフによれば、次のどれが正しいか？」
　(A)　ユミの最高点と最低点の差は、アキラの最高点と最低点の差より大きい。
　(B)　ジョーンのテスト成績は全期間を通して下がり続けた。
　(C)　ユミは2018年のどのテストでも最高点を取った。
　(D)　ロバートの最低点はジョーンの最低点より高い。
〔全訳〕

桃狩りしよう

フレデリックスバーグ・オーチャーズには、中部テキサスで一番おいしい桃があります。収穫の時期に来て、自分で桃を ―木からそのまま― 摘むことができます。自分で摘むと新鮮です。お支払いはバスケット単位か重量（ポンド）単位でお願いします。

価格：
大バスケットにつき30ドル（約30ポンド）
小バスケットにつき10ドル（約8ポンド）
小分けなら、1ポンドにつき1.8ドル

時間：
月曜日～木曜日：午前8時～午後3時
金曜日～土曜日：午前8時～午後7時
日曜日：午前9時～午後1時

桃狩りは5月下旬～8月上旬の桃の収穫期のみ営業。一番おいしい桃が食べたいなら、午前中に来るようにしてください。平日の午後か夕方以降にご家族でお越しの場合は、(512)306-1836までお電話でご予約ください。

数　学

解答

2年度

I

〔解答〕

問1 | ア | イ |
|---|---|
| 0 | 1 |

問2 | ウ | エ | オ | カ |
|---|---|---|---|
| 3 | 3 | 4 | 4 |

問3 | キ |
|---|
| 4 |

問4 | ク | ケ | コ |
|---|---|---|
| 2 | 2 | 5 |

問5 | サ | シ | ス | セ | ソ |
|---|---|---|---|---|
| 2 | 1 | 4 | 6 | 3 |

〔出題者が求めたポイント〕

問1　数と式(1次不等式，集合)

　不等式の解を数直線上に表して考えればよい。

問2　式と証明(剰余の定理，除法)

　$P(x)$ を $(x^2-2x+3)(x+1)$ で割ったときの余りを $a(x^2-2x+3)+2x-5$ とおければ易しい。

問3　三角関数(方程式)

　$-\pi \leqq \pi\sin x \leqq \pi$ なので，結局 $\cos\theta = a$ （$\theta = \pi\sin x$）をみたす x の個数を調べる問題。

問4　指数・対数関数

　$3^x = 5^y = a$ に対数をとって，x, y を a で表わせばよい。

問5　2次関数，積分(面積)

　$f(x)$ と $g(x)$ のグラフをていねいに描けば，面積も複雑な計算ではない。

〔解答のプロセス〕

問1　$|x| < a$ を解くと　$-a < x < a$

　$|x-1| \geqq 2$ を解くと　$x-1 \geqq 2$ または $x-1 \leqq -2$

　より $x \geqq 3$ または $x \leqq -1$

　したがって，$A \cap B = \phi$ となるとき，

　$a > 0$ かつ $-1 \leqq -a$ かつ $a \leqq 3$

　であるので $\boxed{0 < a \leqq 1}$

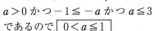

　$A \cup \overline{B} = A$ となるのは，x が実数

　であり，このとき

　$\overline{B} = \{x \mid -1 < x < 3\}$ である

　から，

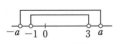

　$a > 0$ かつ $-a \leqq -1$ かつ $3 \leqq a$ なので $a \geqq \boxed{3}$ である。

問2　仮定より

$$P(x) = (x^2-2x+3)Q_1(x)+2x-5 \quad \cdots ①$$

$$P(-1) = 11 \quad \cdots ② \qquad (Q_1(x)\text{は多項式})$$

が成り立つ。

$P(x)$ を $(x^2-2x+3)(x+1)$ で割った余りは 2 次以下なので $Q_2(x)$ を多項式として

$P(x) = (x^2-2x+3)(x+1)Q_2(x)+ax^2+bx+c$ と

おける。

$$x^2-2x+3\ \overline{\smash{\big)}\ \begin{array}{l} a \\ ax^2+\ bx+c \end{array}}$$
$$\underline{ax^2-2ax+3a}$$
$$(b+2a)x+c-3a$$

より

$$P(x) = (x^2-2x+3)(x+1)Q_2(x)$$
$$+ a(x^2-2x+3)+(b+2a)x+c-3a$$
$$= (x^2-2x+3)\{(x+1)Q_2(x)+a\}$$
$$+ (b+2a)x+c-3a$$

とかけるから

①と比べて $(b+2a)x+c-3a = 2x-5$ である。

よって

$$P(x) = (x^2-2x+3)(x+1)Q_2(x)$$
$$+ a(x^2-2x+3)+2x-5$$

だから

②より $P(-1) = a(1+2+3)-2-5 = 11$

　　$6a = 18$　∴　$a = 3$

したがって求める余りは

$$3(x^2-2x+3)+2x-5 = \boxed{3x^2-4x+4}$$

問3　$0 \leqq x \leqq 2\pi$ のとき　$-1 \leqq \sin x \leqq 1$

　　∴　$-\pi \leqq \pi\sin x \leqq \pi$

そこで，$\pi\sin x = \theta$ とおくと与方程式は

$$\cos\theta = a \quad (-1 < a < 1, \ -\pi \leqq \theta \leqq \pi)$$

となる。このとき，解 θ は異なる 2 つの値 θ_1, θ_2 をとる（$\theta_1 < \theta_2$ とする）。

$\theta = \theta_1$ のとき

　$\pi\sin x = \theta_1$

　　$(-\pi < \theta_1 < 0)$

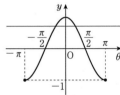

つまり，$\sin x = \dfrac{\theta_1}{\pi}$ をみたす x は $-1 < \dfrac{\theta_1}{\pi} < 0$ より

2 つの値 x_1, x_2 をとる。

$x_1 < x_2$ とすると

$$\pi < x_1 < \frac{3}{2}\pi < x_2 < 2\pi \quad \cdots ①$$

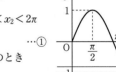

同様に $\theta = \theta_2$ のとき

　$\pi\sin x = \theta_2$

　　$(0 < \theta_2 < \pi)$

つまり，$\sin x = \dfrac{\theta_2}{\pi}$ をみたす x は，x_3, x_4 とすると

$$0 < x_3 < \frac{\pi}{2} < x_4 < \pi \quad \cdots ②$$

①，②より $\cos(\pi\sin x) = a$ をみたす x は $\boxed{4}$ 個ある。

問4　仮定より $x \neq 0, y \neq 0$ なので

$3^x = 5^y = a$ は正で，1 に等しくないから，底を a とする対数をとると

$$\log_a 3^x = \log_a 5^y = \log_a a$$

よって　$x\log_a 3 = y\log_a 5 = 1$ より

$$\frac{1}{x} = \log_a 3, \quad \log_a 5 = \frac{1}{y}$$

したがって　$\dfrac{1}{x}+\dfrac{1}{y} = \dfrac{1}{2}$ より

$$\log_a 3 + \log_a 5 = \frac{1}{2}$$

$$\log_a 15 = \frac{1}{2}$$

$$a^{\frac{1}{2}} = 15$$

$$\therefore \quad a = \boxed{225}$$

問5 $f(x) = -2(x+1)^2 + 10$

$g(x) = x^2 + 1 + |x^2 - 1|$

$= \begin{cases} 2x^2 & (x^2 - 1 \geq 0 \text{ つまり } x \leq -1, 1 \leq x \text{ のとき}) \\ 2 & (x^2 - 1 \leq 0 \text{ つまり } -1 \leq x \leq 1 \text{ のとき}) \end{cases}$

であるので，$y = f(x)$ と $y = g(x)$ のグラフの交点は

$x \leq -1, 1 \leq x$ のとき $\quad -2x^2 - 4x + 8 = 2x^2$

$x^2 + x - 2 = 0$

$(x-1)(x+2) = 0$

$x = 1, -2$

$\therefore \quad (1, 2), (-2, 8)$

$-1 \leq x \leq 1$ のとき $\quad -2x^2 - 4x + 8 = 2$

$x^2 + 2x - 3 = 0$

$(x-1)(x+3) = 0$

$x + 3 \neq 0$ より $\quad x = 1$

$\therefore \quad (1, 2)$

よって交点の x 座標は $x = -2, 1$

したがって2曲線の概形は下図のようになる。

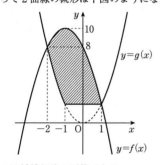

求めるのは斜線部分の面積である。

$$S = \int_{-2}^{1} \{(-2x^2 - 4x + 8) - 2x^2\}dx - \int_{-1}^{1}(2 - 2x^2)dx$$

$$= -4\int_{-2}^{1}(x-1)(x+2)dx + 2\int_{-1}^{1}(x-1)(x+1)dx$$

$$= -4\left\{-\frac{1}{6}(1+2)^3\right\} + 2\left\{-\frac{1}{6}(1+1)^3\right\}$$

$$= \frac{4}{6} \cdot 3^3 - \frac{2}{6} \cdot 2^3 = \boxed{\frac{46}{3}}$$

Ⅱ

〔解答〕

問1

ア	イ	ウ	エ
1	3	5	1

問2

オ	カ
9	0

問3

キ	ク	ケ	コ
1	4	3	5

〔出題者が求めたポイント〕

数列（和）

$\dfrac{5}{37}$ を小数で表すと $0.135135\cdots = 0.\dot{1}3\dot{5}$ となるので

3桁ずつで切って考えればよい。

問3は 1にかける数が1, 4, 7, $\cdots$, $3k-2$

　　　3にかける数が2, 5, 8, $\cdots$, $3k-1$

　　　5にかける数が3, 6, 9, $\cdots$, $3k$

となることを使って求める。

〔解答のプロセス〕

問1 $\dfrac{5}{37} = 0.135135\cdots$ なので

$$a_1 = \boxed{1}, \quad a_2 = \boxed{3}, \quad a_3 = \boxed{5}, \quad a_4 = \boxed{1}$$

問2 $\displaystyle\sum_{k=1}^{30} a_k = a_1 + a_2 + a_3 + \cdots + a_{30}$

$$= 1 + 3 + 5 + \cdots + 5$$

$$= (1 + 3 + 5) \times 10$$

$$= \boxed{90}$$

問3 $\displaystyle\sum_{k=1}^{30} ka_k = 1a_1 + 2a_2 + 3a_3 + 4a_4 + \cdots + 30a_{30}$

$$= \quad (1 + 4 + 7 + \cdots + 28) \times 1$$
$$+ (2 + 5 + 8 + \cdots + 29) \times 3$$
$$+ (3 + 6 + 9 + \cdots + 30) \times 5$$

$$= 1 \times \sum_{k=1}^{10}(3k-2) + 3 \times \sum_{k=1}^{10}(3k-1)$$
$$+ 5 \times \sum_{k=1}^{10} 3k$$

$$= 27 \sum_{k=1}^{10} k - 20 - 30$$

$$= 27 \cdot \frac{10 \cdot 11}{2} - 50 = \boxed{1435}$$

化　学

解答　2年度

I

〔解答〕

問1　a, c, e

問2

ア	6	イ	2	ウ	2
エ	2	オ	6	カ	2

問3

a	1	b	6	c	1

問4

a	8	b	6

問5

X	7	Y	3

問6　2

〔出題者が求めたポイント〕

両性金属の反応，化学反応式の量的関係，金属結晶の密度と原子半径

〔解答のプロセス〕

問1　両性金属は Al，Zn，Sn，Pb である。

問2　Al と塩酸の化学反応式は

$$2Al + 6HCl \longrightarrow 2AlCl_3 + 3H_2$$

Al と水酸化ナトリウム水溶液の化学反応式は

$$2Al + 2NaOH + 6H_2O \longrightarrow 2Na[Al(OH)_4] + 3H_2$$

問3　不純物を含む Al の粉末中に含まれる Al の物質量を x〔mol〕とおく。

問2の化学反応式より，反応する Al と生成する H_2 の物質量の比は 2：3 なので，

$$x : 0.24\,mol = 2 : 3$$
$$x = 0.16\,mol$$

問4　Al のモル質量は 27.0 g/mol なので，問3より不純物に含まれる Al の質量は，

$$0.16 \times 27 = 4.32\,g$$

よって，Al の純度は，

$$\frac{4.32}{5.0} \times 100 = 86.4$$

問5　Al は面心立方格子であるので，次のような単位格子をもつ。

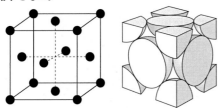

単位格子中に Al は $\frac{1}{8} \times 8 + \frac{1}{2} \times 6 = 4$ 個含まれる。

密度＝質量÷体積で求めることができるので，

$$\frac{4b}{a^3}$$

問6　単位格子の側面に注目する。Al の原子半径を r〔cm〕とすると，次のようになる。

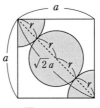

$$\sqrt{2}\,a = 4r$$
$$r = \frac{\sqrt{2}\,a}{4}$$

II

〔解答〕

問1

ア	b	イ	c

問2　b

問3

a	2	b	0	c	0	d	2

問4　e

問5　c

問6

a	4	b	0	c	5	d	5

問7

a	4	b	8	c	0	d	5

問8　a, f

〔出題者が求めたポイント〕

緩衝液の性質，緩衝液の水素イオン濃度，pH

〔解答のプロセス〕

問1　緩衝液中では次の反応が起きている。

$$CH_3COOH \rightleftarrows CH_3COO^- + H^+ （一部が電離）$$
$$CH_3COONa \longrightarrow CH_3COO^- + Na^+ （ほぼ電離）$$

よって，緩衝液中では CH_3COOH と CH_3COO^- が存在していることになる。

緩衝液に酸 H^+ を加えると，

$$CH_3COO^- + H^+ \longrightarrow CH_3COOH$$

の反応が起こり，H^+ はほとんど増加しない。

緩衝液に塩基 OH^- を加えると，

$$CH_3COOH + OH^- \longrightarrow CH_3COO^- + H_2O$$

の中和反応が起こり，OH^- はほとんど増加しない。

問2　酢酸の電離式は次のようになる。

$$CH_3COOH \longrightarrow CH_3COO^- + H^+$$

よって，

$$電離定数 K_a = \frac{[CH_3COO^-][H^+]}{[CH_3COOH]}$$

問3　HCl のモル濃度を求める。500 mL 中に

$$10.00 \times \frac{1.000}{1000}\,mol の HCl が含まれるので，$$

$$\frac{10.00 \times \frac{1.000}{1000}}{\frac{500}{1000}} = 0.02\,mol/L$$

$$[H^+] ＝価数×モル濃度×電離度＝1 \times 0.02 \times 1$$
$$= 0.02\,mol/L$$

問4，問5　CH_3COOH の物質量は，

$$1.000 \times \frac{250}{1000} = 0.25\,mol$$

NaOH 0.1000 mol と反応させているので，
$CH_3COOH + NaOH \longrightarrow CH_3COONa + H_2O$ の中和
反応後の CH_3COOH の物質量は
$0.25 - 0.1000 = 0.1500\,mol$。中和反応で生成した
CH_3COONa の物質量は 0.1000 mol である。

$$[CH_3COOH] = \frac{0.1500}{\dfrac{500}{1000}} = 0.3000\,mol/L$$

$$[CH_3COO^-] = \frac{0.1000}{\dfrac{500}{1000}} = 0.2000\,mol/L$$

問6　$K_a = \dfrac{[CH_3COO^-][H^+]}{[CH_3COOH]}$

$\Leftrightarrow [H^+] = K_a \times \dfrac{[CH_3COOH]}{[CH_3COO^-]}$

$[H^+] = 2.70 \times 10^{-5} \times \dfrac{3}{2} = 4.05 \times 10^{-5}$

問7　緩衝液に酸 H^+ を加えると，
$CH_3COO^- + H^+ \longrightarrow CH_3COOH$ の反応が起こる。

加える HCl は，$10.00 \times \dfrac{1.000}{1000} = 0.01\,mol$。加えた HCl
が CH_3COONa と反応して CH_3COOH になっている。
よって，

$$[CH_3COOH] = \frac{0.1600}{\dfrac{500}{1000}} = 0.3200\,mol/L$$

$$[CH_3COO^-] = \frac{0.0900}{\dfrac{500}{1000}} = 0.1800\,mol/L$$

これらを問6と同様の関係式に代入する。

$[H^+] = 2.70 \times 10^{-5} \times \dfrac{32}{18} = 4.80 \times 10^{-5}$

問8　強酸を純粋で 10^n 倍に薄めると pH は n 上がる
（7 は超えない）。強塩基を純粋で 10^n 倍に薄めると
pH は n 下がる（7 は超えない）。また，緩衝液は水で
薄めても pH はほとんど変化しない。

Ⅲ
〔解答〕

問1　| A | 17 | | B | 7 | | C | 1 |

問2　d
問3　d
問4　| ア | a | | イ | b |
問5　| X | 2 | | Y | 2 | | Z | 4 |
問6　a, c, d
問7　c, d

〔出題者が求めたポイント〕
ハロゲンの状態・色，ハロゲンの酸化力，次亜塩素酸
〔解答のプロセス〕

問2，問3　ハロゲン単体の色と状態は次のようになる。

ハロゲン単体	色	状態
F_2	淡黄色	気体
Cl_2	黄緑色	気体
Br_2	赤褐色	液体
I_2	黒紫色	固体

問4　ハロゲンの融点や沸点は分子間力が大きい程，高
くなる。分子量が大きい程，分子間力は大きくなるの
で，原子番号が大きい程，融点や沸点は高くなる。ハ
ロゲンの酸化力は陰イオンへのなりやすさと言い換え
ることができる。よって，電子核が内側にある元素（原
子番号が小さい）程，酸化力は強くなる。

問6　問4より，陰イオンのなりやすさは，
$F_2 > Cl_2 > Br_2 > I_2$ である。

a　Br^- と Cl_2 の反応。$Cl_2 > Br_2$ であるため，反応は
　進行する。
b　Br^- と I_2 の反応。$Br_2 > I_2$ であるため，反応は進
　行しない。
c　I^- と Cl_2 の反応。$Cl_2 > I_2$ であるため，反応は進
　行する。
d　I^- と Br_2 の反応。$Br_2 > I_2$ であるため，反応は進
　行する。
e　Cl^- と Br_2 の反応。$Cl_2 > Br_2$ であるため，反応は
　進行しない。
e　Cl^- と I_2 の反応。$Cl_2 > I_2$ であるため，反応は進
　行しない。

問7　塩素を含むオキソ酸は次のものがある。

化学式	オキソ酸	Cl の酸化数	酸の強さ
HClO	次亜塩素酸	+1	弱い
$HClO_2$	亜塩素酸	+3	↕
$HClO_3$	塩素酸	+5	
$HClO_4$	過塩素酸	+7	強い

次亜塩素酸は弱酸であるが，次亜塩素酸イオン ClO^-
が強い酸化作用をもつので，消毒剤や漂白剤に用いら
れる。

Ⅳ
〔解答〕

問1　c
問2　V, Y, Z
問3　V, X
問4　a
問5　X
問6　| a | 0 | | b | 8 | | c | 8 |

〔出題者が求めたポイント〕
銀鏡反応，加水分解反応，Naとの反応，エステル化
〔解答のプロセス〕

問2　実験Ⅰは銀鏡反応である。アルデヒド基（ホルミ
ル基）をもつ化合物が銀を生成する。
問3　エステル結合をもつ化合物が加水分解される。
問4　実験Ⅲより酸性の物質かそうでないかがわかる。
つまり，Wのカルボン酸が決定される。実験Ⅳより

-OH をもつ化合物がわかる。実験Ⅲで W は決まるので，この実験で Z が決まる。V，X，Y の区別は実験Ⅱより，加水分解をしなかった化合物はエステルではないため Y が決まる。また，実験Ⅰより V と X の区別がつく。よって，実験Ⅰ〜Ⅳを行うことで，すべて区別がつく。

問5

$$CH_3-CH_2-OH + HOOC-CH_3$$

エタノール　　　　酢酸

$$\longrightarrow CH_3-CH_2-O-\overset{\overset{\displaystyle O}{\|}}{C}-CH_3 + H_2O$$

問6　酢酸のモル質量 60 g/mol，エタノールのモル質量 46 g/mol なので，

酢酸の物質量は，$\dfrac{1.2}{60} = 0.02\,\mathrm{mol}$

エタノールの物質量は，$\dfrac{1.0}{46} = 0.0217\,\mathrm{mol}$

加えた酢酸の 50％（0.01 mol）が反応するので，問5の化学反応式より，生成する酢酸エチルも 0.01 mol である。求める質量は，酢酸エチルのモル質量は 88 g/mol なので，

$$0.01 \times 88 = 0.88\,\mathrm{g}$$

平成31年度

問 題 と 解 答

英 語

問題
（60分）

31年度

A 日程

Ⅰ　次の英文を読み，設問に答えなさい。（38点）

1　　　Attitudes about expressing anger vary from culture to culture. In some cultures, almost any sign of anger is inappropriate. In others, people use anger as a way of extending relationships. The differences in attitudes about anger can cause a lot of cross-cultural miscommunication. For example, anthropologist Jean Briggs spent 17 months as the adopted daughter of an Utku Inuit family. During this time, she discovered if she expressed anger in a way that was appropriate in the United States, the Utku people thought that she was childish.

2　　　The Utku are just one example of a culture that dislikes signs of anger. Finnish people also believe that expressions of anger show a lack of self-control. This attitude can make them seem very peaceful. For example, road rage* is a problem in many countries, but not in Finland. There, experts say, a car accident doesn't make people angry. The drivers politely exchange information and then go on.

3　　　Such behavior would not happen in the United States where expressing anger is accepted — even expected. The problem occurs when people from cultures where anger is acceptable visit countries where it is not. For example, if an American visiting England complained in a tone of voice that would be effective at home, no

one would pay attention. They would see him as just another impolite American.
(4)
This is because the English usually avoid showing anger unless the situation is
extremely serious.
(5)

4　　Avoidance of public anger is also common in China and Japan. In both of
these cultures, the expression of anger is unacceptable and destructive. This
(6)
attitude is very different from the one in the United States, where many people
believe that not expressing anger can lead to depression, alcoholism, or even
violence. In countries that don't express anger, most people would think this idea
was ridiculous.
(7)

5　　However, in some other cultures, anger is more lightly received and forgotten
than in the United States. Americans traveling in the Middle East or some
Mediterranean countries are often surprised by the amount of anger they see and
hear. They do not realize that people in these countries express their anger and
then forget it. Even the people who are on the receiving end of the anger usually
(8)
do not remember it for long. In fact, in these cultures, fierce arguments and
(9)
confrontation can be positive signs of friendliness and engagement. Here, again, is
a good deal of opportunity for misunderstanding and resentment between cultures.

(Source: *Burning Issues*, Shohakusha, 2015)

（注）　road rage*　車を運転中，他の車の無理な割り込みや追い越しなどに対して激高し
　　　　たり，暴力に及んだりすること

問1　下線部(1)～(9)の語句の文中での意味として最も適切なものを，(A)～(D)の中から一つ選びなさい。

(1)　(A)　cause　　　　(B)　autograph　　　(C)　effect　　　　(D)　indication

(2)　(A)　intending　　(B)　broadening　　　(C)　breaking　　　(D)　complicating

(3)　(A)　proceed　　　(B)　pause　　　　　(C)　perceive　　　(D)　postpone

(4)　(A)　pleasant　　　(B)　rude　　　　　　(C)　thoughtful　　(D)　respectful

(5)　(A)　common　　　(B)　insignificant　　(C)　casual　　　　(D)　critical

(6)　(A)　beneficial　　(B)　harmful　　　　(C)　sufficient　　(D)　encouraging

(7)　(A)　clever　　　　(B)　logical　　　　　(C)　absurd　　　　(D)　unique

(8)　(A)　side　　　　　(B)　finish　　　　　(C)　limit　　　　　(D)　goal

(9)　(A)　calm　　　　　(B)　indifferent　　　(C)　furious　　　(D)　initial

問2　(1)～(5)の質問の答えとして最も適切なものを，(A)～(D)の中から一つ選びなさい。

(1)　According to paragraph 1, which statement is true?

　　(A)　During her stay with the Utku family, Jean Briggs never got angry.

　　(B)　Because of her occupation, Jean Briggs was regarded as childish.

　　(C)　Jean Briggs found that her American way of expressing anger was improper in the Utku culture.

　　(D)　Differences in attitudes about expressing anger do not result in cultural miscommunication.

(2)　According to paragraph 2, which statement is true?

　　(A)　Finnish people interpret expressions of anger negatively.

　　(B)　Experts say that no car accidents have ever been reported in Finland.

　　(C)　Expressing anger requires a lot of self-control.

　　(D)　Showing anger is tolerated in the Utku culture, but it is not in Finland.

(3) According to paragraph 3, which statement is true?

(A) In the U.S., people are always expected to show joy toward each other.

(B) Americans are known as well-mannered travelers in England.

(C) British people often speak in a loud tone of voice in their homes.

(D) Complaining angrily in England is only effective in a serious situation.

(4) According to paragraph 4, which statement is true?

(A) Getting angry in Japan is acceptable when people drink alcohol.

(B) In the U.S., not expressing anger is considered unhealthy.

(C) In Japan and China, people develop friendly relationships by arguing.

(D) Showing anger causes physical and emotional distress in the U.S.

(5) According to paragraph 5, which statement is true?

(A) People in the Middle East are peaceful and do not often express anger.

(B) You rarely see arguments on the street in the Middle East.

(C) Mediterranean people do not easily forget about their quarrels.

(D) Misunderstandings can occur when people from different cultures get angry with one another.

Ⅱ 次の各文の空所に入る最も適切なものを，(A)～(D)の中から一つ選びなさい。(28点)

1．The woman decided to wait at the restaurant until her friend _____ .

  (A) came   (B) come   (C) has come   (D) will come

2．You had _____ such a decision before you talk with your parents.

  (A) better not to make   (B) better not make

  (C) not better to make   (D) not better make

3．You will be familiar _____ this type of machine because you've used it before.

  (A) in   (B) about   (C) to   (D) with

4．I was _____ Jane at 11 a.m., but she didn't show up.

  (A) thinking   (B) hoping   (C) expecting   (D) wondering

5．The family went to the movies _____ going hiking.

  (A) in case of   (B) in front of   (C) because of   (D) instead of

6．The mother was very _____ with her daughter's success.

  (A) pleasing   (B) please   (C) pleased   (D) pleasure

7．Shohei wants to become a baseball player _____ remembered by people all around the world.

  (A) is   (B) who   (C) who is   (D) there is

8．It looks _____ we are going to have a storm.

  (A) as far   (B) as if   (C) as much   (D) what if

9．You'll never know _____ you try.

  (A) unless   (B) that   (C) about   (D) since

10. He is very cooperative when it comes ＿＿＿＿＿＿＿ children.

   (A) to raise   (B) to raising   (C) being raised   (D) raising

11. We are planning to hold a conference ＿＿＿＿＿＿＿ March.

   (A) on   (B) at   (C) with   (D) in

12. My exam results were terrible. I should ＿＿＿＿＿＿＿ harder to get good grades.

   (A) be more   (B) have been   (C) be much   (D) have tried

13. I wish Sophia were a little more ＿＿＿＿＿＿＿ of others.

   (A) considerate   (B) consideration   (C) considerable   (D) considers

14. It ＿＿＿＿＿＿＿ me less than 5,000 yen to go to Nagoya from Osaka by bus.

   (A) charges   (B) costs   (C) spends   (D) pays

Ⅲ　次の日本文の意味を表すように，下記の語句を空所に入れて英文を完成させるとき，（ 1 ）〜（ 15 ）に入る語句の記号を答えなさい。（ただし，文頭に来る語の先頭も小文字で示しています。）（15点）

1．仕事から帰る途中，私は交通渋滞に巻き込まれてしまいました。

I (　　)(1)(　　)(2)(　　)(3)(　　) from work.

(A)　heavy traffic　　(B)　on　　(C)　in　　(D)　home

(E)　caught　　(F)　my way　　(G)　got

2．東京に到着するやいなや，私は救急車の音を聞きました。

(　　)(　　)(4) I reached (　　)(5)(　　)(6) the sound of an ambulance.

(A)　I　　(B)　than　　(C)　heard　　(D)　sooner

(E)　Tokyo　　(F)　had　　(G)　no

3．私は自分のコンピュータの技能を十分生かせるような仕事に就きたいです。

I want to find a job (　　)(7)(　　)(8)(　　)(9)(　　) my computer skills.

(A)　of　　(B)　I　　(C)　good　　(D)　make

(E)　can　　(F)　where　　(G)　use

4．ヨガは，他のどの運動よりも健康的だとよく言われます。

Yoga is often said (　　)(10)(　　)(11)(　　)(12)(　　).

(A)　exercise　　(B)　healthier　　(C)　other　　(D)　be

(E)　any　　(F)　to　　(G)　than

5．旅費を貯めるために，私は生活費を切り詰めなければなりません。

To save money for a trip, I have (　　)(13)(　　)(14)(　　)(15)(　　).

(A)　down　　(B)　my　　(C)　expenses　　(D)　cut

(E)　on　　(F)　to　　(G)　living

Ⅳ 1〜5の会話の空所に入る最も適切なものを，(A)〜(D)の中から一つ選びなさい。(15点)

1.　Kevin:　Do you mind if I smoke?

Miyuki:　_____

Kevin:　Oh, sorry. I forgot you're very sensitive to smoke.

(A)　Not at all.

(B)　As a matter of fact, I do.

(C)　I don't mind.

(D)　Mind your own business.

2.　Student 1:　You're from Canada? I've never been there.

Student 2:　My family lives in Vancouver, close to the beach.

Student 1:　_____

Student 2:　You'd really enjoy swimming and walking along the beach.

(A)　What are your hobbies?

(B)　I'd really love to go there.

(C)　What do you usually do when you're back?

(D)　How far is the beach from your house?

3.　Hana:　Mao is going to study overseas in a special program next year.

Yuki:　_____

Hana:　Right. She has to polish up her English skills before then.

(A)　Oh, not until next year?

(B)　Has she gone already?

(C)　Has it been a long time?

(D)　How do you feel about her leaving?

4.　　　Student:　I'm here for a campus tour.

　　Campus guide:　_____

　　　　Student:　Oh, really? That's too bad. I was really hoping to see the university today.

(A)　Sure. Please wait over there.

(B)　You just missed the first tour, but the next one is leaving shortly.

(C)　Unfortunately, you can't register for classes yet.

(D)　I'm sorry, but we only offer campus tours during the first week of the semester.

5.　　　　Sora:　I can't believe the museum is closed today!

　　　　　Jim:　On a Saturday? That's really strange.

　　　　　Sora:　_____

　　　　　Jim:　Well, then, let's go! I want to see that exhibit.

(A)　No, my mistake. It's closed on Mondays.

(B)　Today is my 24th birthday.

(C)　I used to work part-time at that museum.

(D)　I can't believe you want to go to a museum.

Ⅴ　次の広告を参照し，1〜2の質問の答えとして最も適切なものを(A)〜(D)の中から一つ選びなさい。（4点）

Joe's Restaurant

1234 Oak Street; Los Angeles, CA

OPEN SEVEN DAYS A WEEK
MON-FRI: 12:00 p.m. — 9:00 p.m.
SAT-SUN: 12:00 p.m. — 10:00 p.m.

Closed Christmas Day (Dec. 25) and
New Year's Day (Jan. 1)

No reservations necessary
Cash only
Seniors' Day (THU): 10% off
No smoking

Free delivery

1．Which of the following information is not given in the ad?

(A) The location of the restaurant.

(B) The way to pay for meals.

(C) The days and times when the restaurant is open.

(D) The kinds of meals served.

2．Which of the following is true?

(A) Seniors pay less than other customers on Thursdays.

(B) Customers need to make a reservation.

(C) Customers can order breakfast at this restaurant.

(D) The restaurant is closed for business on weekends.

数 学

問題
（60分）

$$\boxed{\text{A 日程}}$$

31年度

$\boxed{\text{I}}$　次の問1～問3の空欄 $\boxed{(ア)}$ ～ $\boxed{(ヤ)}$ に当てはまる整数を0～9から1つ選び，該当する解答欄にマークせよ。ただし分数は既約分数で表せ。（40点）

問1．方程式 $\sin 2\theta - \cos 2\theta = -\dfrac{1}{\sqrt{2}}$ の $0 \leqq \theta < 2\pi$ における解は，値の小さい順に，

$$\theta = \frac{\boxed{(ア)}}{\boxed{(イ)}\,\boxed{(ウ)}}\pi, \quad \frac{\boxed{(エ)}\,\boxed{(オ)}}{\boxed{(カ)}\,\boxed{(キ)}}\pi, \quad \frac{\boxed{(ク)}\,\boxed{(ケ)}}{\boxed{(コ)}\,\boxed{(サ)}}\pi, \quad \frac{\boxed{(シ)}\,\boxed{(ス)}}{\boxed{(セ)}\,\boxed{(ソ)}}\pi$$

である。

問2．不等式 $\log_2 x - \log_{\frac{1}{2}} \left| x - 6 \right| \leqq 3$ を満たす x の範囲は

$$\boxed{(タ)} < x \leqq \boxed{(チ)}\,, \quad \boxed{(ツ)} \leqq x < \boxed{(テ)}\,,$$

$$\boxed{(ト)} < x \leqq \boxed{(ナ)} + \sqrt{\boxed{(ニ)}\,\boxed{(ヌ)}}$$

である。

問 3．1000 人に 1 人の割合でかかると言われているある病気に対するスクリーニング検査（病気にかかっているかどうかを調べる検査）の精度は，99 ％であるとする。すなわち，その病気にかかっている場合は 99 ％の割合で病気にかかっていると判断され，病気にかかっていない場合は 99 ％の割合で病気にかかっていないと判断される。この検査を受けて，病気にかかっているとの結果が出る確率は 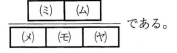 である。また，病気にかかっているとの結果が出たとき，本当に病気にかかっている条件付き確率は

$$\frac{\boxed{（ミ）}\ \boxed{（ム）}}{\boxed{（メ）}\ \boxed{（モ）}\ \boxed{（ヤ）}}$$

である。

Ⅱ 次の問1〜問3の空欄 $\boxed{(ア)}$ 〜 $\boxed{(モ)}$ に当てはまる整数を0〜9から1つ選び，該当する解答欄にマークせよ。ただし，分数は既約分数で表せ。また，問1の空欄 $\boxed{(エ)}$ と $\boxed{(コ)}$ に当てはまるものを【 $\boxed{(エ)}$ ， $\boxed{(コ)}$ の選択肢】から1つ選び，その番号を該当する解答欄にマークせよ。(60点)

問1．条件 $a_1 = 1$，$2a_{n+1} = a_n - 4$ $(n = 1, 2, 3, \cdots)$ で定まる数列 $\{a_n\}$ の一般項は

$$a_n = \boxed{(ア)} \cdot \left(\frac{\boxed{(イ)}}{\boxed{(ウ)}} \right)^{\boxed{(エ)}} - \boxed{(オ)}$$

であり，初項から第 n 項までの和 S_n は

$$S_n = \boxed{(カ)}\ \boxed{(キ)} \left\{ 1 - \left(\frac{\boxed{(ク)}}{\boxed{(ケ)}} \right)^{\boxed{(コ)}} \right\} - \boxed{(サ)}\, n$$

である。

【 $\boxed{(エ)}$ ， $\boxed{(コ)}$ の選択肢】
① $n - 1$ ② n ③ $n + 1$

問2．△ABC において，$BC = 2\sqrt{2}$，$\angle ABC = \dfrac{\pi}{6}$，$\angle BCA = \dfrac{\pi}{12}$ であるとき，

$$AC = \boxed{(シ)}\ ,\ AB = \sqrt{\boxed{(ス)}} - \sqrt{\boxed{(セ)}}\ ,\ (\text{△ABC の外接円の半径}) = \boxed{(ソ)}\ ,$$

$$(\text{△ABC の内接円の半径}) = \frac{\boxed{(タ)}\sqrt{\boxed{(チ)}} + \sqrt{\boxed{(ツ)}} - \sqrt{\boxed{(テ)}} - \boxed{(ト)}}{\boxed{(ナ)}}$$

である。また，△ABC の外接円の中心を O とすると，

$$\overrightarrow{OA} \cdot \overrightarrow{OC} = \boxed{(ニ)}\ ,\ \overrightarrow{OB} \cdot \overrightarrow{OC} = \boxed{(ヌ)}$$

である。

問3. 放物線 $C : y = x^2 - 4x + 2$ に対して，点 $(3, -5)$ からは

$$l_1 : y = -\boxed{2}\,x + \boxed{1} \ , \quad l_2 : y = \boxed{6}\,x - \boxed{2}\,\boxed{3}$$

の2本の接線を引くことができる。C と l_1，l_2 との接点はそれぞれ

$$\left(\boxed{1} \ , \ -\boxed{1}\right), \quad \left(\boxed{5} \ , \ \boxed{7}\right)$$

であり，C と l_1，l_2 で囲まれる部分の面積は $\dfrac{\boxed{1}\,\boxed{6}}{\boxed{3}}$ である。

化 学

問題
（60分）

31年度

A日程

解答にあたって必要ならば，次の数値を用いよ。

原子量　H = 1.0，C = 12.0，N = 14.0，O = 16.0，Cu = 63.5，Ag = 108.0

気体定数　$R = 8.30 \times 10^3 \, Pa \cdot L/(K \cdot mol)$

I 次の文を読み，問1〜6に答えよ。（26点）

　窒素酸化物のうち，大気汚染の原因となる一酸化窒素 NO や二酸化窒素 NO_2 などを総称して NOx という。NOx は自動車のエンジンなど高温・高圧となる機関で ①窒素と酸素が反応して生成され，排出される。これらの排出ガスは総量が規制されており，特に都市部では，ディーゼルエンジンを利用する大型トラックやバスの排出ガスが厳しく規制されている。そのため大型トラックやバスには，排出ガス中の NOx を除去する装置（尿素 SCR システム*）が搭載されている。尿素 SCR システムでは，排出ガスに尿素水溶液が噴射される。 ②尿素水溶液中の尿素 $CO(NH_2)_2$ が，高温下で加水分解されてアンモニア NH_3 が生じ，この NH_3 によって NO や NO_2 が窒素 N_2 に還元されることによって除去される（式（1）および（2））。

$$\boxed{ア} \, NO + \boxed{イ} \, NH_3 + O_2 \longrightarrow \boxed{ウ} \, N_2 + 6\,H_2O \quad \cdots\cdots\cdots (1)$$

$$\boxed{エ} \, NO_2 + \boxed{オ} \, NH_3 \longrightarrow \boxed{カ} \, N_2 + 12\,H_2O \quad \cdots\cdots\cdots (2)$$

　この尿素 SCR システムでは， ③NO と NO_2 の物質の比が1：1のとき，式（3）に示すように還元反応は最も効率よく進行する。

$$2\,NH_3 + NO + NO_2 \longrightarrow 2\,N_2 + 3\,H_2O \quad \cdots\cdots\cdots (3)$$

　　　　　*尿素 SCR システム：尿素選択式還元触媒（Selective Catalytic Reduction）システム

問1　NO，NO_2 および NH_3 の窒素原子の酸化数をそれぞれ a〜k から選んでマークせよ。

　　a. −5　　　b. −4　　　c. −3　　　d. −2　　　e. −1　　　f. 0

　　g. +1　　　h. +2　　　i. +3　　　j. +4　　　k. +5

問2　$\boxed{ア}$ 〜 $\boxed{カ}$ に該当する数字をそれぞれマークせよ。

問3 NO_2 は キ 色の気体で，実験的には，単体の ク に ケ を反応させて発生させ， コ 置換により捕集する。 キ ～ コ に該当する語句ならびに金属元素をそれぞれ a～o から選んでマークせよ。

a．Al　　　　　b．Cu　　　　　c．Fe　　　　　d．アンモニア水　　　e．黄緑

f．下方　　　　g．希硝酸　　　　h．希硫酸　　　　i．上方　　　　　　j．水上

k．赤褐　　　　l．淡黄　　　　　m．濃硝酸　　　　n．濃硫酸　　　　　o．無

問4 下線部①の反応で NO が生成する熱化学方程式は下式のように表される。NO の結合エネルギーを a b c ． d kJ/mol と表すとき，a～d に該当する数字をそれぞれマークせよ。ただし，N≡N および O=O の結合エネルギーは，それぞれ 945 および 498 kJ/mol とする。

$$N_2(気) + O_2(気) = 2NO(気) - 180\ kJ$$

問5 下線部②の反応は下式で表される。

$$CO(NH_2)_2 + H_2O \longrightarrow 2NH_3 + CO_2$$

　　従って，質量パーセント濃度が 30% の尿素水溶液 500 mL は理論上 a ． b mol のアンモニアを発生する。a および b に該当する数字をそれぞれマークせよ。ただし，30% 尿素水溶液の密度を $1.1\ g/cm^3$ とし，反応は完全に進行するものとする。

問6 下線部③において，NO 330 mg と NO_2 506 mg の混合物が最も効率よく浄化されるときに消費される NH_3 の質量を a b c mg と表すとき，a～c に該当する数字をそれぞれマークせよ。ただし，反応はすべて過不足なく完全に進行し，NH_3，NO および NO_2 のみが尿素 SCR システムの還元反応に関与するものとする。

Ⅱ　次の文を読み，問１〜６に答えよ。（28点）

　電解質の水溶液や融解液の電気分解を行うとき，　ア　極では外部電源から電子が流れ込んで　イ　反応が起こり，一方，　ウ　極では液中の物質やイオンまたは電極自身から外部電源へ電子が流れ出して　エ　反応が起こる。

　いま，硝酸銀，硫酸銅（Ⅱ）あるいは水酸化ナトリウムの水溶液のいずれかが入った電解槽 **A**〜**C** がある。①これらの電解槽それぞれに２本の白金電極を差し込み，直流電流を流して電気分解を行った。３つの電解槽に同じ電気量を流したところ，電解槽 **A** の陰極の質量は変化せず，電解槽 **B** と **C** の陰極の質量は増加した。また，その増加量は，電解槽 **B** の陰極の方が大きかった。

問１　　ア　〜　エ　に該当する語句をそれぞれ a〜d から選んでマークせよ。

　　　a．陰　　　　　　b．還元　　　　　c．酸化　　　　　d．陽

問２　電解槽 **A**〜**C** の水溶液に該当するものをそれぞれ a〜c から選んでマークせよ。

　　　a．硝酸銀水溶液　　　b．水酸化ナトリウム水溶液　　　c．硫酸銅（Ⅱ）水溶液

問３　水酸化ナトリウム水溶液を下線部①の条件で電気分解するとき，陽極と陰極から発生する気体に該当するものをそれぞれ a〜d から選んでマークせよ。ただし，選択肢は繰り返し選んでよい。

　　　a．オゾン　　　　b．酸素　　　　　c．水素　　　　　d．二酸化炭素

問４　硫酸銅（Ⅱ）水溶液を下線部①の条件で電気分解するとき，陽極と陰極で起こる反応の反応式をそれぞれ a〜d から選んでマークせよ。

　　　a．$2H^+ + 2e^- \longrightarrow H_2$

　　　b．$2H_2O \longrightarrow O_2 + 4H^+ + 4e^-$

　　　c．$SO_4^{2-} \longrightarrow SO_2 + O_2 + 2e^-$

　　　d．$Cu^{2+} + 2e^- \longrightarrow Cu$

問５　下線部①の条件で電解槽 **C** の水溶液に 2.0 A の電流を 4825 秒間流したところ，陰極の質量は　a　.　b　g 増加した。a および b に該当する数字をそれぞれマークせよ。ただし，ファラデー定数 $F = 9.65 \times 10^4\,\mathrm{C/mol}$ とする。

問6　以下の水溶液を下線部①の条件で電気分解を行ったとき，陰極付近の水溶液が次第に塩基

　　　性へと変化するものをa～cからすべて選んでマークせよ。

　　　a．塩化銅(Ⅱ)水溶液　　　b．塩化ナトリウム水溶液　　　c．硫酸銅(Ⅱ)水溶液

$\boxed{\text{III}}$　次の文を読み，問1～5に答えよ。(23点)

　　銀は，①湿った空気中では，硫化水素と反応して，黒色の $\boxed{1}$ を生じる。銀は，塩酸や希硫酸とは反応しないが，②酸化力の強い希硝酸とは反応して硝酸銀となる。銀イオンを含む水溶液に，少量のアンモニア水を加えると，$\boxed{2}$ の褐色沈殿を生じる。この沈殿は，アンモニア水をさらに加えると，$\boxed{3}$ に変化して溶解する。③硝酸銀水溶液にアンモニア水を加えて得られる無色の水溶液をアンモニア性硝酸銀水溶液といい，アルデヒドの検出に用いられる。

　　銀イオンは，塩化物イオンと反応して，$\boxed{4}$ の④沈殿を生じる。$\boxed{4}$ も，アンモニア水を加えると，$\boxed{3}$ に変化して溶解する。これは，塩化物イオンの検出に用いられる。

　　硝酸銀水溶液に硫化水素を通じると $\boxed{1}$ の黒色沈殿を生じる。また，硝酸銀水溶液にクロム酸カリウム水溶液を加えると，$\boxed{5}$ の赤褐色沈殿を生じる。

問1　$\boxed{1}$ ～ $\boxed{5}$ に最も適する化学式をそれぞれa～gから選んでマークせよ。

　　a．Ag_2CrO_4　　　　b．Ag_2O　　　　　c．Ag_2SO_4　　　　d．Ag_2S

　　e．$AgCl$　　　　　　f．AgO　　　　　　g．$[Ag(NH_3)_2]^+$

問2　下線部①の黒ずみが生じた銀製品を元に戻すには，アルミ箔の上に銀製品と食塩を置き，熱湯をかけるという方法がある。このときに起こっている化学反応として最も適するものをa～fから選んでマークせよ。

　　a．アルミニウムが酸化され，$\boxed{1}$ の銀が還元される。

　　b．アルミニウムが還元され，$\boxed{1}$ の銀が酸化される。

　　c．ナトリウムイオンが酸化され，$\boxed{1}$ の銀が還元される。

　　d．ナトリウムイオンが還元され，$\boxed{1}$ の銀が酸化される。

　　e．塩化物イオンが $\boxed{1}$ の硫化物イオンと置き換わる。

　　f．水酸化物イオンが $\boxed{1}$ の硫化物イオンと置き換わる。

問3　下線部②の反応式を下式で表すとき，a～dに該当する数字をそれぞれマークせよ。

　　$\boxed{a}\ Ag\ +\ \boxed{b}\ HNO_3\ \longrightarrow\ \boxed{c}\ AgNO_3\ +\ \boxed{d}\ H_2O\ +\ NO$

問4　下線部③の方法によるアルデヒドの検出反応の名称として最も適するものをa～eから選んでマークせよ。

　　a．銀鏡反応　　　　b．テルミット反応　　　c．フェーリング液による還元反応

　　d．ビウレット反応　　e．ヨードホルム反応

問5　下線部④の沈殿の色として最も適するものをa～eから選んでマークせよ。

　　　a．青　　　　　b．赤　　　　　c．黄　　　　　d．黒　　　　　e．白

Ⅳ　次の文を読み，問1〜6に答えよ。(23点)

　　化合物 **A**〜**C** は，分子式 $C_8H_8O_2$ で表されるベンゼン環をもつエステルである。これらについて以下の実験を行った。

　　実験Ⅰ：**A**〜**C** をそれぞれ加水分解したところ，**A** からは酸性物質 **D** と中性物質 **E** が得られ，**B** からは酸性物質 **F** と中性物質 **G** が得られ，**C** からは酸性物質 **H** およびフェノールが得られた。

　　実験Ⅱ：**D**, **F**, および **H** に炭酸水素ナトリウム水溶液をそれぞれ加えたところ，**D**, **F** および **H** はすべて <u>気体</u>を発生しながら溶解した。
　　　　　　　　　　　　　　　　　　　　　　　　　①

　　実験Ⅲ：**E** を硫酸酸性の二クロム酸カリウムで酸化すると **F** が得られた。

　　実験Ⅳ：**G** を過マンガン酸カリウムで酸化すると **D** が得られた。

問1　**E**, **F** およびフェノールについて，酸性の強い順に正しく並んでいるものを a〜f から選んでマークせよ。ただし，酸性の強さは，強い＞弱いとする。

　　a．**E** ＞ フェノール ＞ **F**　　　　　　b．**E** ＞ **F** ＞ フェノール

　　c．**F** ＞ **E** ＞ フェノール　　　　　　d．**F** ＞ フェノール ＞ **E**

　　e．フェノール ＞ **E** ＞ **F**　　　　　　f．フェノール ＞ **F** ＞ **E**

問2　**G** の構造異性体のうち，ベンゼン環をもつ異性体の数は ａ 個である。 ａ に該当する数字をマークせよ。ただし，**G** を構造異性体の数に含むものとする。

問3　次の記述のうち，フェノールの性質に該当するものを a〜d から<u>すべて選んで</u>マークせよ。

　　a．アンモニア性硝酸銀水溶液を加えると白色沈殿を生じる。

　　b．塩化鉄(Ⅲ)水溶液を加えると紫色を呈する。

　　c．さらし粉水溶液を加えると赤紫色を呈する。

　　d．臭素水を加えると白色沈殿を生じる。

問4　下線部①に該当する気体を a〜f から選んでマークせよ。

　　a．一酸化炭素　　　　　　b．一酸化窒素　　　　　　c．酸素

　　d．水素　　　　　　　　　e．窒素　　　　　　　　　f．二酸化炭素

問5 **F**に該当する化学式をa～dから選んでマークせよ。

a．HCHO b．HCOOH c．CH₃CHO d．CH₃COOH

問6 **A**および**C**の構造式を下図のように表すとき， ア ～ キ に該当する原子または原子団をそれぞれa～jから選んでマークせよ。ただし，選択肢は繰り返し選んでよい。また， ア および エ は芳香族の原子団とし，{－O－}の表記は酸素原子が両隣の原子団と単結合しているものとする。

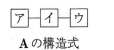

Aの構造式 　　　　　　**C**の構造式

a． 　　 b． 　　 c．H₃C― 　　 d． 　　 e．{－CH₂－}

f．{－O－} 　　 g．{－CH₃} 　　 h．{－OCH₃} 　　 i．{－OH} 　　 j．{－H}

英　語

解答　31年度

推　薦

I

〔解答〕

問1　(1)(D)　(2)(B)　(3)(A)　(4)(B)　(5)(D)
　　　(6)(B)　(7)(C)　(8)(A)　(9)(C)
問2　(1)(C)　(2)(A)　(3)(D)　(4)(B)　(5)(D)

〔出題者が求めたポイント〕

単語　熟語　内容一致

問われている単語・熟語は、ほぼすべて大学受験頻出単語であり、一般的な受験単語集・熟語集の暗記により正解を出せる。

(1)　sign「兆候、しるし」(A)原因　(B)(有名人の)サイン　(C)効果　(D)兆候、しるし
(2)　extend「(範囲など)を広げる」(A)～を維持すること　(B)～を広げること　(C)～を壊すこと　(D)～を複雑にすること
(3)　go on「進む」(A)進む　(B)立ち止まる　(C)～を知覚する　(D)～を延期する
(4)　impolite「無礼な」(A)心地よい　(B)無礼な　(C)思慮深い　(D)敬意を表す
(5)　serious「深刻な」(A)共通の　(B)重要でない　(C)何気ない　(D)危機的な
(6)　destructive「破壊的な、有害な」(A)有益な　(B)有害な　(C)十分な　(D)励みになる
(7)　ridiculous「馬鹿げた」(A)賢い　(B)論理的な　(C)馬鹿げた　(D)独特な
(8)　＜ be on the receiving end of ～＞「(不愉快なこと)を受ける側でいる」
　　　(A)側　(B)終わり　(C)制限　(D)目標
(9)　fierce「激しい」(A)落ち着いた　(B)無関心な　(C)激しい　(D)最初の

問2

(1)　「1段落によれば、以下のどの選択肢が正しいか」
　　(A)　「ウトゥク族と一緒にいる間、ジーン・ブリッグスは怒ることは一度もなかった」
　　(B)　「ジーン・ブリッグスは、彼女の職業のせいで子供じみているとみなされた」
　　(C)　「ジーン・ブリッグスは、彼女のアメリカ式の怒りの表し方はウトゥク族の文化内では不適切だと気づいた」
　　(D)　「怒りの表し方に関する態度の違いのために、異文化間で誤解が生じることはない」
　　(A)は第6文に反する。(B)は第6文に反する。子供じみていると思われたのは、彼女がアメリカ式のやり方で怒りを表したから。(C)は第6文に一致。(D)は第4文に反する。
(2)　「2段落によれば、以下のどの選択肢が正しいか」
　　(A)　「フィンランド人は怒りを表に出すことを否定的に解釈する」

(B)　「専門家によると、フィンランドではこれまでに1件も交通事故の報告がない」
(C)　「怒りを表すことは自制心を多く必要とする」
(D)　「怒りを表すことはウトゥック族の文化では許容されているが、フィンランドでは許容されていない」
(A)は第2文に合致している。(B)は第5文に反する。(C)は言及なし。(D)は第1文、第2文に反する。

(3)　「3段落によれば、以下のどの選択肢が正しいか」
　　(A)　「米国では、人々はいつも互いに喜びを見せ合うことが期待されている」
　　(B)　「米国人はイギリスではマナーの良い旅行者として知られている」
　　(C)　「イギリス人は家庭内では大声で話すことがよくある」
　　(D)　「イギリスで怒って文句を言うことは深刻な状況でしか効果がない」
　　(A)は第1文に反する。(B)は第4文に反する。(C)は言及なし。(D)は第3文～第5文の内容から正しいと判断できる。

(4)　「4段落によれば、以下のどの選択肢が正しいか」
　　(A)　「日本で怒ることは飲酒時には容認されている」
　　(B)　「米国では、怒りを表さないことは不健康であるとみなされている」
　　(C)　「日本と中国では、議論することによって人々は親交を深める」
　　(D)　「米国では怒りを表すことが身体的、感情的苦痛の原因になっている」
　　(A)に関して、飲酒時に怒りを表すことが容認されているかどうかは言及なし。(B)は第3文に合致。(C)(D)は言及なし。

(5)　「5段落によれば、以下のどの選択肢が正しいか」
　　(A)　「中東の人々は平和的で、怒りを表すことはあまりない」
　　(B)　「中東の路上で口論を目にすることはめったにない」
　　(C)　「地中海の人々は口論したことを簡単には忘れない」
　　(D)　「文化の異なる人々が互いに怒りを表す際に誤解が生じる場合がある」
　　(A)(B)は第2文に反する。(C)は第3文に反する。(D)は最終文に一致。

〔和訳〕

1　怒りの表し方に関する態度は文化によって異なる。文化によっては、ほぼどのような形であっても怒りを表に出すことは不適切であるとされる。また、交友範囲を広げる手段として怒りを用いる文化もある。怒りに関する態度の違いは、文化間で多くの誤解を生む場合がある。例えば、人類学者のジーン・ブリッグスはイヌイットのウトゥック族の養女として17か月を過ごした。この期間の間に、もし彼女が米国では適切とされる方法で怒

りを表すならば、ウトゥク族の人々は彼女を子供じみているとみなすことに彼女は気付いた。

2　怒りを表に出すことを嫌う文化の例はウトゥク族だけではない。フィンランド人もまた、怒りを表すことは自制心の無さを示していると考える。この態度のおかげで、彼らは非常に平和的に見える。例えば、ロード・レイジ（車を運転中にカッとなること）は多くの国で問題になっているが、フィンランドではそうではない。専門家によれば、フィンランドでは自動車事故が起きても人々が怒ることは無いという。運転手は礼儀正しく情報交換をし、その後は行ってしまう。

3　このような行動は、怒りを表すことが容認、いやそれどころか期待されている米国では起こらないだろう。従って、怒りが容認されていない文化出身の人々が、そうでない国々を訪れる時に問題が生じる。例えば、もしイギリスを訪問中の米国人が、自国では効果があると考えられる声の調子で文句を言っても、気に留めてくれる人は誰もいないだろう。イギリス人はその米国人を、よくいる無礼なアメリカ人の１人くらいにしか思わないだろう。これは、イギリス人が、状況が極めて深刻である場合を除いては、怒りを表に出すことを普通は避けるからである。

4　公の場で怒りを表に出すことを避けることは中国や日本でも一般的である。これらの文化の両方に於いて、怒りを表すことは容認されておらず、我が身を滅ぼすものである。このような態度は米国での態度とは非常に異なるものだ。米国では、怒りを表に出さないことがうつ病やアルコール依存症や暴力さえも引き起こす可能性があると、多くの人々が信じている。怒りを表さない国々では、ほとんどの人々がこの考えを馬鹿げていると考えるだろう。

5　しかしながら、中には米国よりも怒りが軽く受け止められ、すぐに忘れられてしまう文化もある。中東や地中海のある国々を旅行中の米国人は、人々が怒っているのを見聞きすることがどれほど多いかということに気付いて、驚くことがよくある。そのようなアメリカ人は、これらの国々の人々は怒りを表したら、その後でそのことを忘れてしまう、ということを分かっていない。怒りを向けられる側の人間でさえも、普通はそのことを長い間覚えてはいない。それどころか、これらの文化に於いては、激しい議論や対立は、親しさや積極的な関わりを表す、好ましいしるしとされることがある。この点に関してもまた、文化間で誤解や遺恨が生じる場合が大いにある。

II

〔解答〕

1．(A)　2．(B)　3．(D)　4．(C)　5．(D)　6．(C)　7．(C)
8．(B)　9．(A)　10．(B)　11．(D)　12．(D)　13．(A)　14．(B)

〔出題者が求めたポイント〕

単語　熟語　文法　語法

1　「その女性は友人が来るまでレストランで待つこと

にした」時や条件を表す副詞節（ここでは until から始まるカタマリ）の中では、動詞は未来のことでも単純な現在形にする。will ＋動詞の原形としない。ここでは decided と時制は過去なので will の過去形の would ＋ come とせず、単純に came とする。

2　「あなたは両親の話しあう前にそのような決断をしない方がいいよ」
　＜ had better ～＞「～したほうがいい」の否定形は＜ had better not ～＞「～しないほうがいい」

3　「あなたはこの種の機械を以前使ったことがあるから、それをよくご存知のことでしょう」
　＜ be familiar with ～＞「～をよく知っている」cf.＜ be familiar to ～＞「～によく知られている」

4　「私は午前 11 時にジェーンが来るのを待っていたが、彼女は現れなかった」
　ただの名詞を目的語とすることができるのは(C)のみ。be expecting 人「人を待っている」
　それ以外は(A)なら of か about、(B)は for、(D)は about が必要。

5　「その家族はハイキングに行く代わりに映画を見に行った」
　＜ instead of ～ ing ＞「～する代わりに」

6　「その母親は娘の成功にとても満足していた」＜ be pleased with ～＞「～に満足している」

7　「ショウヘイは世界中の人々の記憶に残る野球選手になりたいと思っている」
　remembered 以下をつなぐことができるのは(B)か(C)の関係代名詞節。関係代名詞は先行詞を受ける代名詞の働きをしており、関係代名詞を通常の人称代名詞と置き換えれば普通の文が出来あがる。ここで who を先行詞 a baseball player を受ける he と置き換えると he is remembered by people all around the world. で文が完成する。よって(C)が正解。

8　「どうやら嵐になりそうだ」
　＜ look as if S V…＞「まるで…のようだ」「どうやら…のようだ」as if の後ろは仮定法だけでなく、この問題文のように直接法も使える。

9　「やってみなけりゃ分からない」
　後ろに S V が来るため前置詞である(C)は不可。それ以外の選択肢は接続詞で、文法的には可能だが、意味が通じるのは(A)のみ。unless「～で無い限り」「～でなければ」

10　「彼は子育てとなると、とても協力的だ」＜ when it comes to ～ ing ＞「～するとなると」

11　「私たちは３月に会議を開く予定だ」「X 月に」という時は前置詞は in を持ちいる。

12　「私の試験結果は酷かった。良い成績が取れるようにもっと一所懸命努力すべきだったのに」＜ should have 過去分詞＞で「～すべきだったのに」という過去への後悔を表す。

13　「ソフィアはもっと他人に思いやりがあればいいのだが」
　＜ be considerate of ～＞「～に対して思いやりがあ

る」

14 「私が大阪から名古屋までバスで行くのに５千円かからない」

＜ It costs（人）（金額）to do…＞「（人）が…するのに（金額）がかかる」

Ⅲ

〔解答〕

1．(1)(E)　(2)(A)　(3)(F)　2．(4)(F)　(5)(B)　(6)(C)

3．(7)(B)　(8)(D)　(9)(G)　4．(10)(D)　(11)(G)　(12)(C)

5．(13)(D)　(14)(E)　(15)(G)

〔出題者が求めたポイント〕

語句整序

1．（完成文）I got caught in heavy traffic on my way home from work.

＜ get caught in ～＞「～に巻き込まれる」＜ on A's way home ＞「Aの帰宅途中に」

2．（完成文）No sooner had I reached Tokyo than I heard the sound of an ambulance.

＜ S had no sooner 過去分詞 than S' 過去形＞＝ ＜ No sooner had S 過去分詞 than S' 過去形＞「Sが_____するやいなやS'は_____した」

3．（完成文）I want to find a job where I can make good use of my computer skills.

＜ make good use of ～＞「～を十分に活用する」

4．（完成文）Yoga is often said to be healthier than any other exercise.

＜ S is said to be ～＞「Sは～であると言われる」

＜ 比較級 than any other 単数名詞 ＞「他のどの_____よりも_____」

5．（完成文）To save money for a trip, I have to cut down on my living expenses.

＜ cut down on ～＞「～を減らす、切り詰める」

Ⅳ

〔解答〕

1．(B)　2．(B)　3．(A)　4．(D)　5．(A)

〔出題者が求めたポイント〕

会話文　会話表現

1．

ケヴィン「タバコ吸ってもいいですか」

ミユキ「はっきり言うと、ダメです」

ケヴィン「ごめんなさい。あなたがタバコの煙にとても敏感なのを忘れていました」

(A)　いいですよ。

(B)　はっきり言ってダメです。

(C)　いいですよ。

(D)　余計なお世話だ。

mind は動詞で「いやがる、気にする」という意味。よって Do you mind if I ～?「～してもいいですか」は直訳すると「もし私が～したらあなたは嫌がりますか」という意味。

よって「いいですよ」の場合は否定文で「気にしません」、「ダメです」の場合は肯定文で「いやです」となる。ここでは直後の発言から下線部は「ダメです」だと分かるので、「いやです」と言っている(B)が正解。(A)(C)は共に「嫌がりません」ということで「いいですよ」の意味になる。(D)は「余計なお世話だ」の意味の重要表現。

2．

生徒1「君はカナダ出身なんでしょ。私はカナダに行ったことがないなあ」

生徒2「私の家族はバンクーバーのビーチの近くに住んでるよ」

生徒1「ぜひともそこに行ってみたいなあ」

生徒2「ビーチで泳いだり散歩したりして本当に楽しいよ」

(A)　趣味は何ですか。

(B)　ぜひともそこに行ってみたいなあ。

(C)　戻った時は普段何してるの？

(D)　ビーチは家からどれくらいの距離ですか。

3．

ハナ「マオは来年、特別なプログラムで海外留学するそうだよ」

ユキ「来年まで行かないの？」

ハナ「そうだよ。それまでに英語力を磨かないといけない」

(A)　来年までは行かないの？

(B)　彼女はもう行ってしまったの？

(C)　久しぶりだったの？

(D)　彼女が行ってしまうことについてどう思う？

4．

生徒「キャンパスツアーに参加しようと思って来たのですが」

キャンパスガイド「申し訳ございませんが、学期の最初の週の間しかキャンパスツアーは行っていないんです」

生徒「本当ですか。残念だ。ぜひとも今日大学を見学したいと思っていたのですが」

(A)　いいですよ。向こうで待っていてください。

(B)　最初のツアーにはたった今行ってしまいました。でも次のツアーがすぐに出発します。

(C)　あいにく、まだ授業の登録はできません。

(D)　申し訳ございませんが、学期の最初の週の間しかキャンパスツアーは行っていないんです

5．

ソラ「今日博物館が閉館日だなんて信じられない」

ジム「土曜にかい？それは確かに変だな」

ソラ「いや、私の間違いだった。閉館日は月曜だ」

ジム「それでは行こう。あの展示を見たいんだよ」

(A)　いや、私の間違いだった。閉館日は月曜だ。

(B)　今日は私の24歳の誕生日だ。

(C)　私はかつてあの博物館でアルバイトをしていた。

(D)　君が博物館に行きたいだなんて信じられない。

Ⅴ

〔解答〕

1．(D)　2．(A)

〔出題者が求めたポイント〕

広告の読み取り

1．「以下の情報のうち、広告に記載されていないのはどれか」

　(A)　レストランの場所

　(B)　食事の支払い方法

　(C)　レストランが開いている日時

　(D)　出される食事の種類

2．「以下の選択肢のどれが正しいか」

　(A)　老人は木曜日には他の客よりもお金を払わない。

　(B)　客は予約をする必要がある。

　(C)　客はこのレストランで朝食を注文できる。

　(D)　レストランは週末は閉店している。

〔和訳〕

ジョーのレストラン

カリフォルニア州ロサンゼルスオーク通り 1234

毎日営業中

月曜日～金曜日：正午から午後 9 時まで

土曜日～日曜日：正午から午後 10 時まで

クリスマス(12 月 25 日)と正月(1 月 1 日)は閉店致します

御予約不要

お支払いは現金のみ

シニアの日(木曜日)：10％オフ

店内は禁煙

無料で配達致します

数　学

解答　31年度

Ⅰ

問1

ア	イ	ウ
1	2	4

エ	オ	カ	キ
1	7	2	4

ク	ケ	コ	サ
2	5	2	4

シ	ス	セ	ソ
4	1	2	4

問2

タ	チ	ツ	テ	ト	ナ	ニ	ヌ
0	2	4	6	6	3	1	7

問3

ネ	ノ	ハ	ヒ	フ	ヘ	ホ	マ
5	4	9	5	0	0	0	0

ミ	ム	メ	モ	ヤ
1	1	1	2	2

〔出題者が求めたポイント〕

問1　三角関数

与式の両辺を2乗して，$\sin 4\theta$ の値を求める。
4θ の値の範囲から，4θ の値を求める。
$\sin 2\theta < \cos 2\theta$ でなければならないので，前の結果を吟味する。

問2　対数関数

真数正より x の範囲を求める。①

$\log_a b = \dfrac{\log_c b}{\log_c a}$　より底を2にそろえる。

$x \neq 6$ なので，$x > 6$ のとき，x の範囲を求める。②
$x < 6$ のときの範囲を求める。③
①，②，③より答える。

問3　確率

1000人検査をして，病気にかかっている1人が99%，残り999人が1%。この確率を p とする。
1000人検査をして，病気にかかっている人が病気にかかっているという結果がでる。この確率を p で割る。

〔解答のプロセス〕

問1　$(\sin 2\theta - \cos 2\theta)^2 = \dfrac{1}{2}$

$1 - 2\sin 2\theta \cos 2\theta = \dfrac{1}{2}$　より　$\sin 4\theta = \dfrac{1}{2}$

$0 \leqq 4\theta < 8\pi$

よって，$4\theta = \dfrac{1}{6}\pi,\ \dfrac{5}{6}\pi,\ \dfrac{13}{6}\pi,\ \dfrac{17}{6}\pi,$

$\qquad\qquad \dfrac{25}{6}\pi,\ \dfrac{29}{6}\pi,\ \dfrac{37}{6}\pi,\ \dfrac{41}{6}\pi$

$\sin 2\theta < \cos 2\theta$　だから

$0 \leqq 2\theta < \dfrac{1}{4}\pi,\ \dfrac{5}{4}\pi < 2\theta < \dfrac{9}{4}\pi,\ \dfrac{13}{4}\pi < 2\theta < 4\pi$

より $0 \leqq \theta < \dfrac{3}{24}\pi,\ \dfrac{15}{24}\pi < \theta < \dfrac{27}{24}\pi,\ \dfrac{39}{24}\pi < \theta < 2\pi$

従って，$\theta = \dfrac{1}{24}\pi,\ \dfrac{17}{24}\pi,\ \dfrac{25}{24}\pi,\ \dfrac{41}{24}\pi$

問2　真数正より　$x > 0$　…①

また，$|x-6| > 0$　より　$x \neq 6$

$\log_2 \dfrac{1}{2} = -1$　より　$\log_{\frac{1}{2}} |x-6| = -\log_2 |x-6|$

$0 < x < 6$ のとき，

　　$\log_2 x + \log_2 (6-x) \leqq 3$　より $\log_2 x(6-x) \leqq 3$
　　$-x^2 + 6x \leqq 2^3$　よって　$(x-2)(x-4) \geqq 0$

従って，$x \leqq 2,\ 4 \leqq x < 6$　…②

$6 < x$ のとき，

　　$\log_2 x + \log_2 (x-6) \leqq 3$　より $\log_2 x(x-6) \leqq 3$
　　$x^2 - 6x \leqq 2^3$　よって　$x^2 - 6x - 8 \leqq 0$

従って，$6 < x \leqq 3 + \sqrt{17}$　…③

①，②，③より

　　$0 < x \leqq 2,\ 4 \leqq x < 6,\ 6 < x \leqq 3 + \sqrt{17}$

問3　病気にかかっているとの結果が出る確率

$\dfrac{1}{1000} \times \dfrac{99}{100} = \dfrac{99}{100000}$

$\dfrac{999}{1000} \times \dfrac{1}{100} = \dfrac{999}{100000}$

$\dfrac{99}{100000} + \dfrac{999}{100000} = \dfrac{1098}{100000} = \dfrac{549}{50000}$

病気にかかっているとの結果が出たとき，本当に病気にかかっている条件付き確率は

$\dfrac{\dfrac{99}{100000}}{\dfrac{1098}{100000}} = \dfrac{99}{1098} = \dfrac{11}{122}$

Ⅱ

〔解答〕

問1

ア	イ	ウ	エ	オ	カ	キ	ク	ケ	コ	サ
5	1	2	①	4	1	0	1	2	②	4

問2

シ	ス	セ	ソ	タ	チ	ツ	テ	ト	ナ	ニ	ヌ
2	6	2	2	2	3	6	2	4	2	2	0

問3

ネ	ノ	ハ	ヒ	フ	ヘ	ホ	マ	ミ	ム	メ	モ
2	1	6	2	3	1	1	5	7	1	6	3

〔出題者が求めたポイント〕

問1　数列

$a_{n+1} = ra_n + p$ のとき，a_{n+1} と a_n を α とおきかえて，α を求めると，$(a_{n+1} - \alpha) = r(a_n - \alpha)$ と表せる。よって，$a_n - \alpha = (a_1 - \alpha)r^{n-1}$

$\displaystyle \sum_{k=1}^{n} r^{k-1} = \dfrac{1 - r^n}{1 - r},\quad \sum_{k=1}^{n} C = Cn$

問2　三角比，三角関数，ベクトル

$\sin(\alpha - \beta) = \sin\alpha\cos\beta - \cos\alpha\sin\beta$
$\cos(\alpha - \beta) = \cos\alpha\cos\beta + \sin\alpha\sin\beta$

より　$\sin\dfrac{\pi}{12},\ \cos\dfrac{\pi}{12}$ を求める。

$AB\sin\angle ABC = AC\sin\angle BCA$
$AB\cos\angle ABC + AC\cos\angle BCA = BC\,(= 2\sqrt{2})$

より，AB，AC を求める。

$\triangle ABC$ の外接円の半径を R，内接円の半径を r，面積を S とする。

$$\frac{AC}{\sin \angle ABC} = 2R, \quad S = \frac{1}{2} AB \cdot BC \sin \angle ABC$$

$$S = \frac{1}{2}(AB + BC + AC)r$$

$$\cos \angle AOC = \frac{OA^2 + OC^2 - AC^2}{2OA \cdot OC} \quad (OA = OC = R)$$

$$\overrightarrow{OA} \cdot \overrightarrow{OC} = |\overrightarrow{OA}||\overrightarrow{OC}|\cos \angle AOC$$

$\overrightarrow{OB} \cdot \overrightarrow{OC}$ も同様に求める。

問 3 微分積分

$y = f(x)$ の $x = t$ における接線の方程式は，

$$y = f'(t)(x - t) + f(t)$$

これが $(3, -5)$ を通ることより，t を求めて，接点の x 座標，t_1，t_2 が分かる。 $(t_1 < t_2)$

$$g_1(x) = f'(t_1)(x - t_1) + f(t_1)$$

$g_2(x) = f'(t_2)(x - t_2) + f(t_2)$ とすると，面積は，

$$\int_{t_1}^3 \{f(x) - g_1(x)\}dx + \int_3^{t_2} \{f(x) - g_2(x)\}dx$$

〔解答のプロセス〕

問 1 $2\alpha = \alpha - 4$ とすると，$\alpha = -4$

よって，$a_{n+1} - (-4) = \frac{1}{2}\{a_n - (-4)\}$

$a_1 + 4 = 1 + 4 = 5$

$a_n + 4 = 5\left(\frac{1}{2}\right)^{n-1}$ よって，$a_n = 5\left(\frac{1}{2}\right)^{n-1} - 4$

$$S_n = \sum_{k=1}^n \left\{5\left(\frac{1}{2}\right)^{k-1} - 4\right\} = 5 \cdot \frac{1 - \left(\frac{1}{2}\right)^n}{1 - \frac{1}{2}} - 4n$$

$$= 10\left\{1 - \left(\frac{1}{2}\right)^n\right\} - 4n$$

問 2 $\sin \frac{\pi}{12} = \sin\left(\frac{\pi}{4} - \frac{\pi}{6}\right)$

$$= \sin \frac{\pi}{4} \cos \frac{\pi}{6} - \sin \frac{\pi}{6} \cos \frac{\pi}{4}$$

$$= \frac{1}{\sqrt{2}} \cdot \frac{\sqrt{3}}{2} - \frac{1}{2} \cdot \frac{1}{\sqrt{2}} = \frac{\sqrt{6} - \sqrt{2}}{4}$$

$\cos \frac{\pi}{12} = \cos\left(\frac{\pi}{4} - \frac{\pi}{6}\right)$

$$= \cos \frac{\pi}{4} \cos \frac{\pi}{6} + \sin \frac{\pi}{4} \sin \frac{\pi}{6}$$

$$= \frac{1}{\sqrt{2}} \cdot \frac{\sqrt{3}}{2} + \frac{1}{\sqrt{2}} \cdot \frac{1}{2} = \frac{\sqrt{6} + \sqrt{2}}{4}$$

$AB = x$，$AC = y$ とする。

$$\frac{1}{2} x = \frac{\sqrt{6} - \sqrt{2}}{4} y, \quad \frac{\sqrt{3}}{2} x + \frac{\sqrt{6} + \sqrt{2}}{4} y = 2\sqrt{2}$$

$$\sqrt{3} \frac{\sqrt{6} - \sqrt{2}}{4} y + \frac{\sqrt{6} + \sqrt{2}}{4} y = 2\sqrt{2}$$

よって，$\sqrt{2} y = 2\sqrt{2}$ より $y = 2$

$$\frac{1}{2} x = \frac{\sqrt{6} - \sqrt{2}}{2} \quad より \quad x = \sqrt{6} - \sqrt{2}$$

$\triangle ABC$ の外接円の半径を R，内接円の半径を r とし，$\triangle ABC$ の面積を S とする。

$$\frac{2}{\sin \frac{\pi}{6}} = 2R \quad より \quad R = 2$$

$$S = \frac{1}{2}(\sqrt{6} - \sqrt{2}) \cdot 2\sqrt{2} \cdot \frac{1}{2} = \sqrt{3} - 1$$

$$\frac{1}{2}(2 + \sqrt{6} - \sqrt{2} + 2\sqrt{2})r = \sqrt{3} - 1$$

$$r = \frac{2(\sqrt{3} - 1)}{2 + \sqrt{6} + \sqrt{2}} \cdot \frac{(2 + \sqrt{2} - \sqrt{6})}{(2 + \sqrt{2} - \sqrt{6})}$$

$$= \frac{2(2\sqrt{3} + \sqrt{6} - 3\sqrt{2} - 2 - \sqrt{2} + \sqrt{6})}{4 + 4\sqrt{2} + 2 - 6}$$

$$= \frac{\sqrt{6} + \sqrt{3} - 1 - 2\sqrt{2}}{\sqrt{2}}$$

$$= \frac{2\sqrt{3} + \sqrt{6} - \sqrt{2} - 4}{2}$$

$OA = OB = OC = R = 2$

$AC = 2$，$BC = 2\sqrt{2}$

$$\cos \angle AOC = \frac{2^2 + 2^2 - 2^2}{2 \cdot 2 \cdot 2} = \frac{4}{8} = \frac{1}{2}$$

$$\overrightarrow{OA} \cdot \overrightarrow{OC} = 2 \times 2 \times \frac{1}{2} = 2$$

$$\cos \angle BOC = \frac{2^2 + 2^2 - (2\sqrt{2})^2}{2 \cdot 2 \cdot 2} = 0$$

$$\overrightarrow{OB} \cdot \overrightarrow{OC} = 2 \times 2 \times 0 = 0$$

問 3 放物線 C と接線との接点の x 座標を t とする。

放物線 $C : y' = 2x - 4$

接線 : $y = (2t - 4)(x - t) + t^2 - 4t + 2$

よって，$y = (2t - 4)x - t^2 + 2$

これが $(3, -5)$ を通るので

$-5 = 3(2t - 4) - t^2 + 2$ より $t^2 - 6t + 5 = 0$

$(t - 1)(t - 5) = 0$ 従って，$t = 1, 5$

$t = 1$ のとき，

$l_1 : y = (2 - 4)x - 1 + 2 = -2x + 1$

$y = -2 + 1 = -1$ 接点 $(1, -1)$

$t = 5$ のとき，

$l_2 : y = (10 - 4)x - 25 + 2 = 6x - 23$

$y = 30 - 23 = 7$ 接点 $(5, 7)$

$1 < x < 3$ では，

$x^2 - 4x + 2 - (-2x + 1) = x^2 - 2x + 1$

$3 < x < 5$ では，

$x^2 - 4x + 2 - (6x - 23) = x^2 - 10x + 25$

$$\int_1^3 (x^2 - 2x + 1)dx + \int_3^5 (x^2 - 10x + 25)dx$$

$$= \left[\frac{x^3}{3} - x^2 + x\right]_1^3 + \left[\frac{x^3}{3} - 5x^2 + 25x\right]_3^5$$

$$= 3 - \frac{1}{3} + \frac{125}{3} - 39 = \frac{16}{3}$$

化　学

解答　31年度

Ⅰ

〔解答〕

問1 NO：h　NO$_2$：j　NH$_3$：c

問2 ⑦4　⑦4　⑦4　⑤6　⑦8　⑦7

問3 ⑨k　⑦b　⑦m　⑥f

問4 ⓐ6　ⓑ3　ⓒ1　ⓓ5

問5 ⓐ5　ⓑ5　　問6 ⓐ3　ⓑ7　ⓒ4

〔出題者が求めたポイント〕

窒素化合物の反応式，酸化数，性質，熱化学，生成量

〔解答のプロセス〕

問1　NO：$x + (-2) = 0$　$x = +2$

NO$_2$：$x + (-2) \times 2 = 0$　$x = +4$

NH$_3$：$x + (+1) \times 3 = 0$　$x = -3$

問2(1)　H の数より⑦＝4，O の数より⑦＝4，N の数より⑦＝4

(2)　H の数より⑦＝8，O の数より⑤＝6，N の数より⑦＝7

問3　⑦NO$_2$ は赤褐色，有色の気体の代表例。

⑦，⑥NO$_2$ は銅と濃硝酸の反応で発生させる。

Cu $+$ 4HNO$_3$ $\longrightarrow$ Cu(NO$_3$)$_2$ $+$ 2H$_2$O $+$ 2NO$_2$

⑦NO$_2$ は水に溶け，空気より重いので下方置換で捕集する。

問4　生成物の結合エネルギーの総和 − 反応物の結合エネルギーの総和 ＝ 反応熱　より

$$\underset{\text{N-O}}{x \text{〔kJ/mol〕} \times 2\,\text{mol}}$$

$$- (\underset{\text{N≡N}}{945\,\text{kJ/mol} \times 1\,\text{mol}} + \underset{\text{O=O}}{498\,\text{kJ/mol} \times 1\,\text{mol}})$$

$$= -180\,\text{kJ}$$

$$x = 631.5 \text{〔kJ/mol〕}$$

問5　水溶液中の尿素は

$$1.1\,\text{g/cm}^3 \times 500\,\text{mL} \times \frac{30}{100} = 165\,\text{g}$$

尿素（分子量 60.0）1 mol からアンモニア 2 mol が生じるから　$\dfrac{165\,\text{g}}{60.0\,\text{g/mol}} \times 2 = 5.5\,\text{mol}$

問6　NO は $\dfrac{330 \times 10^{-3}\,\text{g}}{30\,\text{g/mol}} = 0.011\,\text{mol}$

NO$_2$ は $\dfrac{506 \times 10^{-3}\,\text{g}}{46\,\text{g/mol}} = 0.011\,\text{mol}$

NO 0.011 mol と NO$_2$ 0.011 mol の反応で NH$_3$ は 0.022 mol 消費されるから

$$17.0\,\text{g/mol} \times 0.022\,\text{mol} = 0.374\,\text{g} = 374\,\text{mg}$$

Ⅱ

〔解答〕

問1 ⑦a　⑦b　⑦d　⑤c

問2　電解槽 A：b，電解槽 B：a，電解槽 C：c

問3陽極：b　陰極：c　　問4陽極：b　陰極：d

問5ⓐ3　ⓑ2　　問6 b

〔出題者が求めたポイント〕

電気分解

〔解答のプロセス〕

問1　電気分解のとき外部電源の正極とつながった電極を陽極，負極とつながった電極を陰極という。陽極では電子が吸い上げられるので電子を失う反応すなわち酸化反応が起こり，陰極では電子が押し込まれるので電子を受取る反応すなわち還元反応が起こる。

問2　各電極の反応を示すと次の通り。

a 硝酸銀水溶液

陽極　2H$_2$O $\longrightarrow$ O$_2$ $+$ 4H$^+$ $+$ 4e$^-$

陰極　Ag$^+$ $+$ e$^-$ $\longrightarrow$ Ag

b 水酸化ナトリウム水溶液

陽極　4OH$^-$ $\longrightarrow$ O$_2$ $+$ 2H$_2$O $+$ 4e$^-$

陰極　2H$_2$O $+$ 2e$^-$ $\longrightarrow$ H$_2$ $+$ 2OH$^-$

c 硫酸銅(Ⅱ)水溶液

陽極　2H$_2$O $\longrightarrow$ O$_2$ $+$ 4H$^+$ $+$ 4e$^-$

陰極　Cu^{2+} $+$ 2e$^-$ $\longrightarrow$ Cu

(ⅰ)a 液，c 液では陰極で金属の単体が析出するので質量が増加するが，b 液では H$_2$O の分解なので電極の質量の変化はない $\longrightarrow$ 電解槽 A は b 液

(ⅱ)a 液では電子 1 mol で Ag 1 mol ＝ 108.0 g が析出し，c 液では電子 1 mol で Cu 1/2 mol ＝ 63.5/2 g が析出するので，質量増加量は a 液の方が大きい。よって電解槽 B は a 液，電解槽 C は c 液である。

問3,4　問2の各極の反応式参照。

問5　流れた電子は $\dfrac{2.0\,\text{A} \times 4825\,\text{s}}{9.65 \times 10^4\,\text{C/mol}} = 0.10\,\text{mol}$

電子 2 mol が流れると Cu 1 mol が析出するので，析出した Cu は 0.050 mol。

$$63.5\,\text{g/mol} \times 0.050\,\text{mol} = 3.175 \fallingdotseq 3.2\,\text{g}$$

問6　a 液，c 液では金属イオンが電子を受取るので H$^+$，OH$^-$ の増減はないが，b 液では OH$^-$ が生じるので溶液は次第に塩基性に変化する。

Ⅲ

〔解答〕

問1 ①d　②b　③g　④e　⑤a

問2 a　　問3ⓐ3　ⓑ4　ⓒ3　ⓓ2

問4 a　　問5 e

〔出題者が求めたポイント〕

銀とその化合物

〔解答のプロセス〕

問1　(ⅰ) 2Ag $+$ H$_2$S $\longrightarrow$ Ag$_2$S ①（黒）$+$ H$_2$

(ⅱ) 2Ag$^+$ $+$ 2OH$^-$ $\longrightarrow$ Ag$_2$O ②（褐）$+$ H$_2$O

(iii) $Ag_2O + H_2O + 4NH_3$
$$\longrightarrow 2[Ag(NH_3)_2]^+ \boxed{3}(無) + 2OH^-$$

(iv) $Ag^+ + Cl^- \longrightarrow AgCl \boxed{4}(白)$
$$AgCl + 2NH_3 \longrightarrow [Ag(NH_3)_2]^+ \boxed{3} + Cl^-$$

(v) $2Ag^+ + CrO_4{}^{2-} \longrightarrow Ag_2CrO_4 \boxed{5}(赤褐)$

問2　Al は Ag よりイオン化傾向がかなり大きいので，Ag_2S の $Ag(Ag^+)$ を還元して Ag の単体に戻し，自身は酸化されて $Al(OH)_3$ になる。
$$3Ag_2S + 2Al \longrightarrow Al_2S_3 + 6Ag$$
$$Al_2S_3 + 6H_2O \longrightarrow 2Al(OH)_3 + 3H_2S$$

問3　希硝酸は酸化剤，銀は還元剤。
$$HNO_3 + 3H^+ + 3e^- \longrightarrow 2H_2O + NO \quad \cdots①$$
$$Ag \longrightarrow Ag^+ + e^- \quad \cdots②$$
①＋②×3　より
$$3Ag + HNO_3 + 3H^+ \longrightarrow 3Ag^+ + 2H_2O + NO$$
変化しなかった $3NO_3{}^-$ を両辺に加え整理すると
$$3Ag + 4HNO_3 \longrightarrow 3AgNO_3 + 2H_2O + NO$$

問4　アンモニア性硝酸銀水溶液にアルデヒド RCHO を加えて温めると，溶液中の銀イオンが還元され，単体の銀が器壁に鏡のように析出する。この反応を銀鏡反応という。
$$RCHO + 2[Ag(NH_3)_2]^+ + 3OH^-$$
$$\longrightarrow RCOO^- + 4NH_3 + 2H_2O + 2Ag$$

問5　AgCl の沈殿は白色である。

Ⅳ

〔解答〕

問1　d　　問2　ⓐ 5　　問3　b, d　　問4　f
問5　b
問6　ⓐ a　ⓘ d　ⓤ h　ⓔ a　ⓞ f　ⓚ d　ⓝ g

〔出題者が求めたポイント〕

芳香族化合物の推定

〔解答のプロセス〕

分子式 $C_8H_8O_2$ のベンゼン環をもつエステルの考えられる構造とその構成カルボン酸とアルコールまたはフェノールを列挙すると次のようになる。

(ア) CH_3COO-⬡　(イ) CH_3COOH　(ウ) ⬡$-OH$

(カ) $HCOOCH_2-$⬡　(キ) $HCOOH$　(ク) ⬡$-CH_2OH$

(サ) $o-, m-, p-HCOOC_6H_4CH_3$
　　　　(シ) $HCOOH$　(ス) $o-, m-, p-CH_3C_6H_4OH$

(タ) ⬡$-COOCH_3$　(チ) ⬡$-COOH$　(ツ) CH_3OH

実験Ⅰ　C からはフェノールが得られたから C は(ア)酢酸フェニル，H は(イ)酢酸である。
　　　E と G は中性物質なので，加水分解生成物がともに酸性物質である(サ)ギ酸クレシルは除かれる。
実験Ⅱ　D, F, H は炭酸水素ナトリウムと反応するからカルボン酸である。
実験Ⅲ, Ⅳ　酸化によりカルボン酸 D, F を生じるのはアルコール。(ツ)CH_3OH は硫酸酸性二クロム酸カリウム

で酸化されて HCOOH になる。
　(ツ)$CH_3OH \longrightarrow$ (キ)$HCOOH$　よって E は(ツ)メタノール，A は(タ)安息香酸メチル，D は(チ)安息香酸である。

　(ク)⬡$-CH_2OH$ は過マンガン酸カリウムで酸化され D の安息香酸になる。よって G は(ク)ベンジルアルコール，B は(カ)ギ酸ベンジル，F は(キ)ギ酸である。

問1　E はアルコール，F はカルボン酸であるから，酸性の強さの順は　F＞フェノール＞E　である。

問2　G(⬡$-CH_2OH$)の構造異性体には，一置換体の

⬡$-OCH_3$ アニソール，二置換体の $o-, m-, p-$
$CH_3C_6H_4OH$ クレゾールがある。

問3　a フェノールには還元性はない。
　　b 正　フェノールの特性反応である。
　　c フェノールではなく，アニリンの反応である。
　　d 正　2,4,6-トリブロモフェノールが生じる。

OH 構造式 $+ 3Br_2 \longrightarrow$ Br置換フェノール $+ 3HBr$

問4　カルボン酸は炭酸より強いので，炭酸水素ナトリウムと反応して二酸化炭素を発生する。
$$RCOOH + NaHCO_3 \longrightarrow RCOONa + H_2O + CO_2$$

問5　F はギ酸である。

問6　A 　（↑のところで切ればよい）

　　C ベンゼン環は左端にくるから

2019年度公募制推薦入試A日程 ［11/4　2時限］ ⑩英語　解答用紙

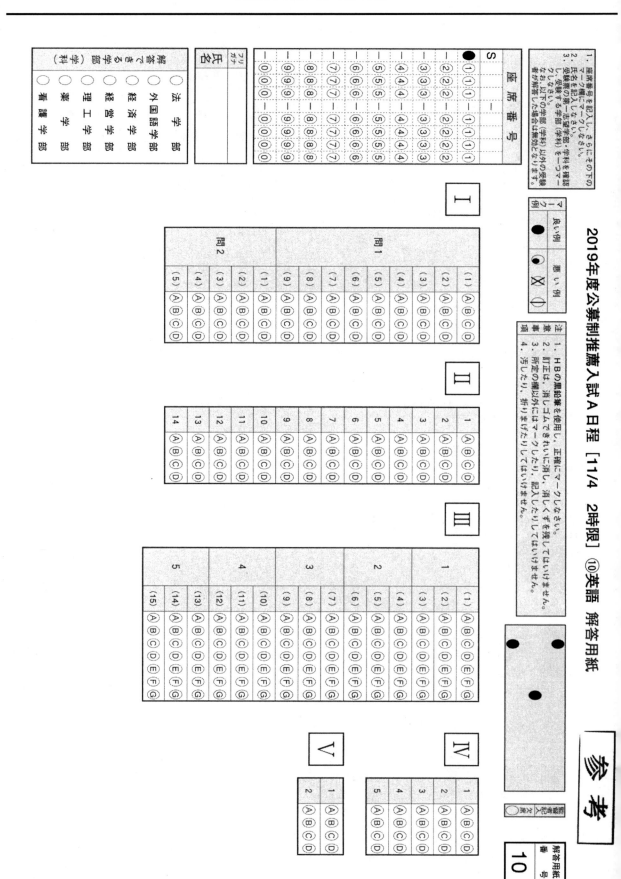

この解答用紙は124%に拡大すると、ほぼ実物大になります。

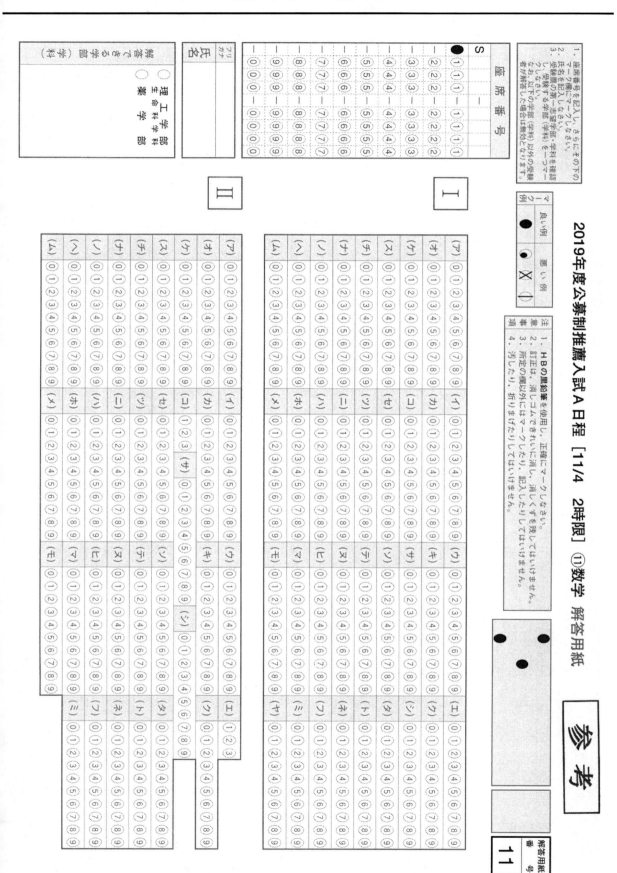

2019年度公募制推薦入試Ａ日程 ［11/4 2時限］ ①数学 解答用紙

参考

この解答用紙は 124％に拡大すると、ほぼ実物大になります。

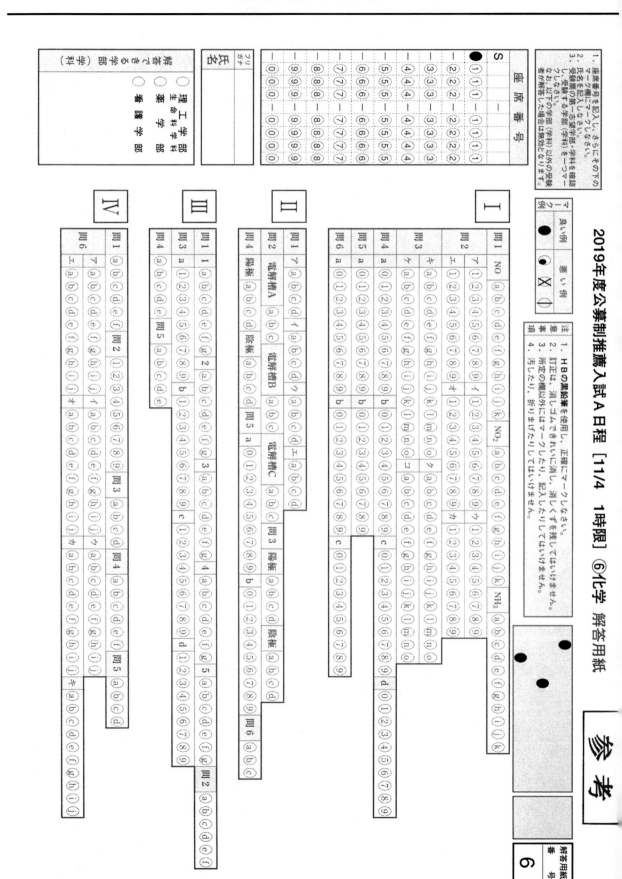

平成30年度

問 題 と 解 答

英　語

問　題

30年度

A 日程

Ⅰ　次の英文を読み，設問に答えなさい。（38点）

1　　　Young people today are never unconnected. Mobile technology has given us phones that have almost become part of our bodies. Today's youth are the first (1)generation to grow up in an always-connected world. This is a (2)huge difference from their parents' generation.

2　　　One (3)unique characteristic of today's social networks is their real-time, ever-present nature. Whether it is during class, lunchtime or when doing homework, many young people are aware when a new message comes in. Some even sleep with their mobile phone beside their pillow so they can check their networks and (4)respond in the middle of the night.

3　　　There are several reasons for this super connectivity. Teenagers are building a personal identity. Social networks with friends are (5)ideal platforms for seeking an identity. Another reason is related to the new culture of participation. Groups of friends play games or share information such as music, photos and videos. They often mix the information together in (6)a creative way, such as using stickers. Thus, people can share with their group members using the new technology. A third reason is related to the need to belong to a group, which is very important in Japanese culture.

4 　　Naturally being connected all the time also has its (7)disadvantages. Some youths become (8)addicted to their phones and networks. Hearing the sound or feeling the vibration of an incoming message becomes almost like a drug and they sometimes ignore their studies. Also, because most people post only good things about themselves, it is easy to become depressed seeing everyone always having a good time.

5 　　There are also physical health (9)concerns associated with constantly using mobile phones. Staring down at a small screen for hours can be hard on the eyes and the neck. Moreover, if you are always sitting down using your phone, you are unlikely to get enough exercise.

6 　　Finally, although today's parents complain about young people using their phones too much, they may have forgotten about their own behavior when they were young. At that time, their own parents may have complained about them watching too much TV and talking too long on the phone. Therefore, in one sense, today's connected youth are actually not so different from their parents. However, in those days, when they hung up the phone, the connection was cut.

(Source: *Portraits of Japan*, Cengage Learning, 2017)

問1　下線部(1)～(9)の語の文中での意味として最も適切なものを，(A)～(D)の中から一つ選びなさい。

(1)　(A)　nationality　　　　　　　　　(B)　level

　　 (C)　online shoppers　　　　　　　(D)　age group

(2)　(A)　vast　　　　(B)　serious　　　　(C)　brief　　　　(D)　frank

(3)　(A)　sensitive　　(B)　distinctive　　(C)　credible　　 (D)　affordable

(4)　(A)　imply　　　 (B)　purchase　　　(C)　read　　　　(D)　reply

(5)　(A)　entire　　　 (B)　definite　　　 (C)　perfect　　　(D)　accurate

(6)　(A)　an imaginative　　　　　　　　(B)　an everyday

　　 (C)　a positive　　　　　　　　　　(D)　a misleading

(7)　(A)　demerits　　(B)　prayers　　　 (C)　profits　　　 (D)　characteristics

(8)　(A)　exhausted by　　　　　　　　　(B)　appointed by

　　 (C)　familiar with　　　　　　　　 (D)　dependent on

(9)　(A)　connections　(B)　allowances　　(C)　worries　　　(D)　funds

問2　(1)～(5)の下線部に入る最も適切なものを，(A)～(D)の中から一つ選びなさい。

(1)　According to paragraphs 1 and 2, _____.

　　 (A)　parents feel connected with their children whenever they talk with one another

　　 (B)　young people are in constant contact with each other via mobile devices

　　 (C)　young people always feel a sense of familiarity toward their parents' generation

　　 (D)　young people only check their email during the day

(2)　According to paragraph 3, _____.

　　 (A)　young people prefer not to find friends on social networking websites

　　 (B)　young people share information online to create an identity

　　 (C)　young people like sharing new technology with their parents

　　 (D)　belonging to a group is not really a part of the culture in Japan

(3) According to paragraph 4, one of the disadvantages with being connected all the time is that _____.

(A) an Internet connection costs a lot of money

(B) young people will become addicted to drugs

(C) your friends will not answer your messages

(D) young people may feel unhappy about their own lives

(4) According to paragraph 5, if you spend a lot of time using a mobile phone, _____.

(A) the small screen may damage your eyesight

(B) you will not need to exercise your arms

(C) it will be easy to finish your work

(D) you will get more than enough exercise

(5) According to paragraph 6, _____.

(A) older people are very satisfied with the way younger people live their lives

(B) when parents were young, they did not have any communication tools

(C) a generation ago, young people spent a lot of time watching TV

(D) a generation ago, young people didn't have to connect with their parents

Ⅱ 1〜16の英文の空所に入る最も適切なものを，(A)〜(D)の中から一つ選びなさい。（32点）

1. The chairperson proposed that the meeting ＿＿＿＿＿＿ until the following week.

(A) be put off
(B) may be taken off
(C) call off
(D) may put off

2. Rikako and I ＿＿＿＿＿＿ each other for ten years since we were in elementary school.

(A) know
(B) knew
(C) have known
(D) will know

3. Do they know exactly ＿＿＿＿＿＿ the fire broke out?

(A) who
(B) what
(C) which
(D) when

4. His mother asked him ＿＿＿＿＿＿ yelling.

(A) to be stopped
(B) stopped
(C) to stop
(D) stop

5. He was ＿＿＿＿＿＿ to find I was there and asked me how I got in.

(A) surprises
(B) surprised
(C) surprise
(D) surprising

6. At dinner, my father always told me that I should not talk ＿＿＿＿＿＿ my mouth full.

(A) as
(B) for
(C) with
(D) by

7. Osaka is ＿＿＿＿＿＿ that visitors from other countries may easily get lost.

(A) much big
(B) as big as
(C) bigger
(D) so big

8. I didn't expect you to ＿＿＿＿＿＿ here so early!

(A) back up
(B) put up
(C) stay up
(D) show up

9. You ＿＿＿＿＿＿ use my towel, if you like.

(A) did
(B) should have
(C) had to
(D) can

10. Rice prices jumped by 15% last year, _____ bread prices stayed almost the same.

    (A) in spite of   (B) during   (C) while   (D) unless

11. _____ should be moved out of the room.

    (A) One of the furnitures   (B) A furniture

    (C) Some furnitures   (D) None of the furniture

12. You should read her autobiography to learn how _____ she was in business.

    (A) successful   (B) success   (C) succeeded   (D) successive

13. I will never buy that new phone. It is _____ than the one I have now.

    (A) not the best   (B) very good   (C) as good   (D) no better

14. When she saw the fire, she got her kids out of the room and told her husband to _____.

    (A) put it out   (B) drop it off   (C) take it out   (D) set it off

15. Stop rubbing your eyes _____ and please go and talk to your doctor.

    (A) fortunately   (B) immediately

    (C) appropriately   (D) approximately

16. The antique vase is estimated to be _____ $10,000.

    (A) worth   (B) price   (C) value   (D) rate

Ⅲ 　1～5の日本文と同じ意味になるように，(A)～(G)の語句を並べ替えて英文を完成させ，(1)～(15) の空所に入るものを記号で答えなさい。ただし，文頭に来る語句も小文字で表記してあります。(15点)

1. 警察はその事故がどのように起こったかについては何の説明もしませんでした。

（　　　）(1)（　　　）(2) about （　　　）(3)（　　　）.

(A) give us 　　　(B) any explanation 　　　(C) how

(D) had occurred 　(E) the accident 　(F) the police 　(G) did not

2. 外国に行ったら，できるだけ多くの友達を作るようにしましょう。

When you go abroad, (4)（　　　）（　　　）(5)（　　　）(6)（　　　）can.

(A) to 　　　(B) try 　　　(C) as 　　　(D) as many

(E) make 　　(F) you 　　(G) friends

3. その本が絶版だったので，定価の3倍を支払って手に入れざるをえませんでした。

Because the book was out of print, （　　　）（　　　）(7)（　　　）(8)
(9)（　　　）a copy of it.

(A) times 　　　(B) I had 　　　(C) the 　　　(D) three

(E) to pay 　　(F) to get 　　(G) regular price

4. 大学で学んだことの多くが今大いに私の役に立っています。

(10)（　　　）（　　　）(11) is now （　　　）(12)（　　　）.

(A) useful to 　　(B) at university 　(C) what 　　(D) me

(E) extremely 　(F) I learned 　(G) much of

5. もしあなたが私の生徒だったら，あなたの功績を誇りに思うでしょう。

If （　　　）(13)（　　　）, （　　　）(14)（　　　）(15) achievement.

(A) I would 　　(B) your 　　(C) my student 　(D) were

(E) you 　　　(F) of 　　　(G) be proud

Ⅳ 1〜5の会話の空所に入る最も適切なものを，(A)〜(D)の中から一つ選びなさい。（15点）

1. Tom: I'm sorry I'm late.

   Kelly: That's OK. Don't worry.

   Tom: So, are we going out for dinner?

   Kelly: Sure, but my friend wants to come too. Is that OK with you?

   Tom: No problem! _____

   (A) The more the merrier.

   (B) The sooner the better.

   (C) The quicker the better.

   (D) The fewer the merrier.

2. Chie: I think I'll join the book club.

   Rachel: What's a book club?

   Chie: It's where people read the same book and then get together to discuss it.

   Rachel: _____ I want to join too.

   Chie: Sure. Let's go together.

   (A) You should've joined another club.

   (B) What's the name of the school?

   (C) It sounds like fun.

   (D) Please offer my apology to the other members.

3. Wife: I think I'll go to the hairdresser's tomorrow.

Husband: _____

Wife: That was for coloring. Now I need a haircut.

Husband: Are you sure you need it? You look fine to me.

(A) Do you have enough time to go?

(B) I think I need a haircut too.

(C) Again? Didn't you just go the other day?

(D) Why don't you get a perm?

4. Barbara: I hear there's a new mall opening next year.

Ken: I hope it has a movie theater.

Barbara: _____

Ken: Perfect. Then we won't have to go downtown anymore.

(A) I thought you hated movies.

(B) I just love watching live music.

(C) We need a new school more than a mall.

(D) It's supposed to have a theater and a bowling alley.

5. Dakota: Are you taking any art classes this year?

Naomi: _____

Dakota: Really? What instrument are you going to play?

Naomi: I haven't decided yet.

(A) Yes, I'm really looking forward to it.

(B) No, I don't have time to study art.

(C) Yes, I love to play music.

(D) No, but I might take a music class.

数 学

問題

30年度

$$\boxed{\text{A 日程}}$$

$\boxed{\text{I}}$　次の問1〜問4の空欄 $\boxed{(ア)}$ 〜 $\boxed{(ト)}$ に当てはまる整数を 0 〜 9 から1つ選び，該当する解答欄にマークせよ。ただし分数は既約分数で表せ。（40点）

問1．方程式 $x^2 + 3\,|\,x + 1\,|\, - \,|\,x - 2\,|\, = 0$ の実数解は

$$x = -\boxed{(ア)} + \sqrt{\boxed{(イ)}}\ ,\ \ \boxed{(ウ)} - \sqrt{\boxed{(エ)}}$$

である。

問2．関数 $f(x) = 2\cos^2 x - 2\sin x \cos x$ は

$$f(x) = \sqrt{\boxed{(オ)}}\ \sin\left(\boxed{(カ)}\,x + \frac{\boxed{(キ)}}{\boxed{(ク)}}\,\pi\right) + \boxed{(ケ)}$$

のように変形できる。したがって $y = f(x)$ のグラフは $y = \sqrt{\boxed{(オ)}}\ \sin\left(\boxed{(カ)}\,x\right)$ の

グラフを x 軸方向へ $-\dfrac{\boxed{(コ)}}{\boxed{(サ)}}\,\pi$，$y$ 軸方向へ $\boxed{(ケ)}$ だけ平行移動したものと一致する。

問3．$3x + 5y = 76$ を満たす整数解 (x, y) のうち，それらの積 xy の最大値は $\boxed{(シ)}\ \boxed{(ス)}$ である。

問４．袋Ａには白玉３個，赤玉５個の８個の玉が，袋Ｂには白玉４個，赤玉３個の７個の玉が入っている。袋Ａから２個取り出した玉を袋Ｂへ入れ，入っている玉が９個となった袋Ｂから１個の玉を取り出すとき，取り出した玉が赤玉である確率は $\dfrac{(セ)(ソ)}{(タ)(チ)}$ である。

また，取り出した玉が赤玉であるとき，その玉が袋Ａに入っていた玉である確率は

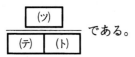

である。

$\boxed{\text{II}}$ 次の問１〜問３の空欄 $\boxed{(\text{ア})}$ 〜 $\boxed{(\text{ヤ})}$ に当てはまる整数を０〜９から１つ選び，該当する解答欄にマークせよ。ただし，分数は既約分数で表し，問３の $\boxed{(\text{ト})}$ 〜 $\boxed{(\text{ヒ})}$ では当てはまるものを【 $\boxed{(\text{ト})}$ 〜 $\boxed{(\text{ヒ})}$ の選択肢】から１つ選び，その番号を解答欄にマークせよ。

(60点)

問１．$a > 0$，$b > 0$ のとき，

$$\left(\frac{a}{4} + \frac{1}{b}\right)\left(\frac{9}{a} + b\right) \geqq \frac{\boxed{(\text{ア})}\ \boxed{(\text{イ})}}{\boxed{(\text{ウ})}}$$

が成り立つ。特に等号が成り立つのは $ab = \boxed{(\text{エ})}$ のときである。

問２．円に内接する四角形 ABCD において，$AB = BC = \sqrt{2}$，$CD = 3 + \sqrt{3}$，

$DA = 2 + 2\sqrt{3}$ であるとき，$\angle ABC = \dfrac{\boxed{(\text{オ})}}{\boxed{(\text{カ})}}\pi$ であり，四角形 ABCD の面積は

$$\frac{\boxed{(\text{キ})} + \boxed{(\text{ク})}\sqrt{\boxed{(\text{ケ})}}}{\boxed{(\text{コ})}}$$ である。また，四角形 ABCD が内接する円の半径は

$\sqrt{\boxed{(\text{サ})}} + \boxed{(\text{シ})}$ であり，その円の中心を O とすると，

$\overrightarrow{OA} \cdot \overrightarrow{OC} = \sqrt{\boxed{(\text{ス})}} + \boxed{(\text{セ})}$ である。

問3．3次関数 $y = x^3 - 6x^2 + 9x + 5$ の導関数は $y' = \boxed{(ソ)} \left(x^2 - \boxed{(タ)} x + \boxed{(チ)} \right)$

であり，増減表は次のようになる。

x	$\cdots$	$\boxed{(ツ)}$	$\cdots$	$\boxed{(テ)}$	$\cdots$
y'	$\boxed{(ト)}$	0	$\boxed{(ナ)}$	0	$\boxed{(ニ)}$
y	$\boxed{(ヌ)}$	$\boxed{(ネ)}$	$\boxed{(ノ)}$	$\boxed{(ハ)}$	$\boxed{(ヒ)}$

したがって，この関数の極大値は $\boxed{(フ)}$ ，極小値は $\boxed{(ヘ)}$ である。

また，この関数のグラフ上の点 $\mathrm{P}\left(4, \boxed{(ホ)} \right)$ における接線 l の方程式は

$$l : y = \boxed{(マ)} x - \boxed{(ミ)}\,\boxed{(ム)}$$

であり，l と3次関数のグラフで囲まれる部分の面積は $\boxed{(メ)}\,\boxed{(モ)}\,\boxed{(ヤ)}$ である。

【 $\boxed{(ト)}$ ～ $\boxed{(ヒ)}$ の選択肢】

⓪ 0　　① ＋　　② －　　③ ↗　　④ ↘　　⑤ 極大値　　⑥ 極小値

化 学

問題

30年度

解答にあたって必要ならば，次の数値を用いよ。

原子量　$H = 1.0$，$C = 12.0$，$N = 14.0$，$O = 16.0$，$K = 39.0$

気体定数　$R = 8.30 \times 10^3\,Pa \cdot L/(K \cdot mol)$

Ⅰ　次の文を読み，問1～7に答えよ。（25点）

　　カリウムは，原子番号 ア の金属元素であり，アルカリ金属に分類される。カリウム原子の電子は，K殻に イ 個，L殻に ウ 個，M殻に エ 個，N殻に オ 個存在しており，一価の陽イオンになりやすい。カリウムイオンの電子配置は，希ガスの カ ，二価の陽イオンの キ ，一価の陰イオンの ク と同じである。

問1　 ア ～ オ に該当する数字をそれぞれマークせよ。

問2　 カ に該当する元素記号をa～fから選んでマークせよ。
　　　a．Ar　　　　b．He　　　　c．Kr　　　　d．Ne　　　　e．Rn　　　　f．Xe

問3　 キ および ク に該当するイオン式をそれぞれa～hから選んでマークせよ。
　　　a．Ba^{2+}　　　　b．Br^-　　　　c．Ca^{2+}　　　　d．Cl^-
　　　e．F^-　　　　f．I^-　　　　g．Mg^{2+}　　　　h．Sr^{2+}

問4　次の元素のうち，アルカリ金属に分類されるものをa～dから<u>すべて選んで</u>マークせよ。
　　　a．Be　　　　b．H　　　　c．Li　　　　d．Na

問5　イオンの直径の大小関係として正しいものをa～fから選んでマークせよ。
　　　a．$Mg^{2+} > K^+ > Ca^{2+}$　　　　b．$Mg^{2+} > Ca^{2+} > K^+$　　　　c．$K^+ > Mg^{2+} > Ca^{2+}$
　　　d．$K^+ > Ca^{2+} > Mg^{2+}$　　　　e．$Ca^{2+} > Mg^{2+} > K^+$　　　　f．$Ca^{2+} > K^+ > Mg^{2+}$

問6　水酸化カリウム1.40 gを正確にはかりとり，水を加えて完全に溶解し，全量を正確に500 mLとした。この水酸化カリウム水溶液の25℃におけるpHを a b . c と表すとき，a～cに該当する数字をそれぞれマークせよ。ただし，25℃における水のイオン積は $1.0 \times 10^{-14}\,(mol/L)^2$，水酸化カリウムの電離度は1.0とし，$\log 2 = 0.30$ とする。

問7　水酸化カリウムは，塩化カリウム水溶液の電気分解によって得られる。電極に炭素棒を用いて塩化カリウム水溶液を電気分解したとき，陽極および陰極にみられる現象として最も適するものをa～eからそれぞれ選んでマークせよ。

　　a．塩素が発生する。

　　b．塩化水素が発生する。

　　c．カリウムが析出する。

　　d．水素が発生する。

　　e．酸素が発生する。

Ⅱ 次の文を読み，問1～7に答えよ。(25点)

　塩素は，常温，常圧において ア 色の気体であり，実験室では図のような装置で発生させることができる。丸底フラスコ A に 1 を入れ，加熱しながら濃塩酸を滴下して塩素を発生させ，2 を入れたガス洗浄びん B および 3 を入れたガス洗浄びん C を通した後，イ 置換によって捕集する。塩素は水に少し溶け，その一部は水と反応して次亜塩素酸と 4 を生じる。次亜塩素酸は水溶液中でのみ存在する弱酸であり，次亜塩素酸やその塩は，強い酸化力をもつので殺菌や漂白に利用される。市販の漂白剤は，水酸化ナトリウムの水溶液に塩素を吸収させたものである。

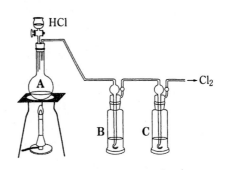

　市販の漂白剤中の次亜塩素酸ナトリウムのモル濃度を求めるために，以下の操作を行った。

　　操作Ⅰ：漂白剤 20.0 mL を正確にはかりとり，水で希釈して正確に 200 mL にした。
　　操作Ⅱ：操作Ⅰにより調製した希釈漂白剤 20.0 mL を正確にはかりとり，硫酸酸性にしたヨウ化カリウム水溶液を過剰量加えて反応させた。
　　操作Ⅲ：操作Ⅱによって生成したヨウ素を 0.0500 mol/L チオ硫酸ナトリウム（$Na_2S_2O_3$）水溶液で滴定したところ，40.0 mL 必要であった。

問1 　ア に該当する色を a～f から選んでマークせよ。
　　a．黄白　　　b．黄緑　　　c．赤褐　　　d．淡黄　　　e．淡緑　　　f．無

問2 　イ に該当する塩素の捕集方法として最も適切なものを a～c から選んでマークせよ。
　　a．下方　　　b．水上　　　c．上方

問3 　1 ～ 4 に該当する化合物をそれぞれ a～i から選んでマークせよ。ただし，必要ならば繰り返し選んでよい。
　　a．亜塩素酸　　　　　　　b．塩化水素　　　　　　　c．塩化鉄(Ⅲ)
　　d．過塩素酸　　　　　　　e．酸化マンガン(Ⅳ)　　　f．濃硝酸
　　g．濃硫酸　　　　　　　　h．水　　　　　　　　　　i．硫酸銅(Ⅱ)

問4　次の記述のうち，正しいものを a ～ d から<u>すべて</u>選んでマークせよ。

　　a．フッ化水素水溶液に塩素水を加えると，F_2 が遊離する。

　　b．臭化カリウム水溶液に塩素水を加えると，Br_2 が遊離する。

　　c．臭化カリウム水溶液にヨウ素を加えると，Br_2 が遊離する。

　　d．ヨウ化カリウム水溶液に臭素水を加えると，I_2 が遊離する。

問5　下線部の反応は，次の化学反応式で表される。a ～ f に該当する数字をそれぞれマークせよ。

$$NaClO + \boxed{a}\ KI + \boxed{b}\ H_2SO_4 \longrightarrow \boxed{c}\ I_2 + \boxed{d}\ H_2O + \boxed{e}\ NaCl + \boxed{f}\ K_2SO_4$$

問6　操作Ⅱにより発生したヨウ素の物質量を $\boxed{a}.\boxed{b} \times 10^{-\boxed{c}}$ mol と表すとき，a ～ c に該当する数字をそれぞれマークせよ。

　　ただし，チオ硫酸イオンの反応は，$2\,S_2O_3{}^{2-} \longrightarrow S_4O_6{}^{2-} + 2\,e^-$ で表される。

問7　市販の漂白剤中の次亜塩素酸ナトリウムのモル濃度を $\boxed{a}.\boxed{b} \times 10^{-\boxed{c}}$ mol/L と表すとき，a ～ c に該当する数字をそれぞれマークせよ。

Ⅲ 次の文を読み，問 1 ～ 8 に答えよ。(28点)

　①可逆反応が平衡状態にあるとき，その条件（濃度，圧力，温度など）を変化させると，条件変化の影響を和らげる向きに反応が進み，新たな平衡状態になる。

　弱酸である酢酸の電離平衡は，式（1）で表される。

$$CH_3COOH \rightleftharpoons H^+ + CH_3COO^- \quad \cdots\cdots (1)$$

　この反応の電離定数を K_a と表すとき，K_a は式（2）で定義され，温度が一定ならば K_a の値は一定である。

$$K_a = \frac{[H^+][CH_3COO^-]}{[CH_3COOH]} \quad \cdots\cdots (2)$$

　ここに，濃度の異なる 3 種の酢酸水溶液 **X**～**Z** がある。**X**～**Z** に対して操作Ⅰ～Ⅲをそれぞれ行った。操作は温度一定（25℃）で行い，このときの酢酸の電離定数は 2.7×10^{-5} mol/L であった。

　　操作Ⅰ：②酢酸水溶液 **X** の pH を測定したところ，3.0 であった。
　　操作Ⅱ：0.25 mol/L の酢酸水溶液 **Y** 100 mL に，0.30 mol/L 水酸化ナトリウム水溶液 100 mL を加えて混合した。
　　操作Ⅲ：0.40 mol/L の酢酸水溶液 **Z** 100 mL に，0.30 mol/L 水酸化ナトリウム水溶液 100 mL を加えて混合した。

問 1　下線部①の法則または原理として最も適するものを a ～ f から選んでマークせよ。

　　a．アボガドロの法則　　　b．ファントホッフの法則　　　c．ボイル・シャルルの法則
　　d．ヘスの法則　　　　　　e．ヘンリーの法則　　　　　　f．ルシャトリエの原理

問2　式（1）の電離平衡に達した酢酸水溶液に次のア～ウの操作を行ったときにみられる変化に該当するものを，それぞれ a ～ c から選んでマークせよ。ただし，必要ならば繰り返し選んでよい。

ア．固体の NaOH を加えて溶解させる。

イ．固体の酢酸ナトリウムを加えて溶解させる。

ウ．水を加えて体積を二倍にする。

a．平衡は右に移動する　　　b．平衡は左に移動する　　　c．平衡は移動しない

問3　C 〔mol/L〕酢酸水溶液の電離度を α とすると，式（2）の K_a は $\boxed{\text{A}}$ で表される。$\boxed{\text{A}}$ に該当する式を a ～ i から選んでマークせよ。

a．$C\alpha$

b．$C\alpha^2$

c．$\dfrac{\alpha^2}{1-\alpha}$

d．$\dfrac{C\alpha}{1-\alpha}$

e．$\dfrac{C\alpha^2}{1-\alpha}$

f．$\dfrac{C^2\alpha}{(1-\alpha)^2}$

g．$\dfrac{C\alpha^2}{(1-\alpha)^2}$

h．$\dfrac{C(1-\alpha)}{\alpha}$

i．$\dfrac{C(1-\alpha)^2}{\alpha}$

問4　酢酸水溶液を水で希釈したときの電離度 α の変化について，適当なものを a ～ c から選んでマークせよ。ただし，希釈による温度変化はないものとする。

a．小さくなる　　　　　b．変化しない　　　　　c．大きくなる

問5　下線部②の酢酸の濃度（mol/L）に最も近い値を a ～ e から選んでマークせよ。

a．0.010　　b．0.016　　c．0.030　　d．0.038　　e．0.052

問6　操作Ⅱの混合液の pH を $\boxed{\text{a}}\boxed{\text{b}}.\boxed{\text{c}}$ と表すとき，a ～ c に該当する数字をそれぞれマークせよ。ただし，25℃における水のイオン積は 1.0×10^{-14} (mol/L)^2，水酸化ナトリウムの電離度は 1.0 とし，$\log 2 = 0.30$，$\log 3 = 0.48$ とする。

問7　操作Ⅲの混合液中の分子形の酢酸と酢酸イオンの濃度比（[CH$_3$COOH]：[CH$_3$COO$^-$]）を最も簡単な整数比 $\boxed{\text{a}}$：$\boxed{\text{b}}$ と表すとき，a および b に該当する数字をそれぞれマークせよ。

問 8　操作Ⅲの混合液の pH を $\boxed{a}$. $\boxed{b}$ と表すとき，a および b に該当する数字をそれぞれ

　　　マークせよ。ただし，log2 = 0.30，log3 = 0.48 とする。

Ⅳ 次の文を読み，問1〜7に答えよ。(22点)

　　ここに2つの解熱鎮痛成分アセチルサリチル酸とアセトアミノフェンを含む錠剤がある。この錠剤をすりつぶして粉末とし，以下の操作を行って各成分および錠剤基材*) を分離した。ただし，この分離操作により，各成分は化学的に変化しないものとする。

　　　*) 錠剤基材：錠剤を成型するために加える添加剤

　　操作Ⅰ：すりつぶした錠剤の粉末にジエチルエーテルを加えてよく撹拌した後，ろ過し，ろ液と不溶物の白色粉末Aを得た。

　　操作Ⅱ：ろ液に炭酸水素ナトリウム水溶液を加え，ⓍＸ を用いて上層①と下層①に分離した。

　　操作Ⅲ：上層①に水酸化ナトリウム水溶液を加え，Ｘ を用いて上層②と下層②に分離した。

　　操作Ⅳ：下層①および下層②にそれぞれ塩酸を加えて酸性にした後，析出物をろ取し，それぞれ白色粉末BおよびCを得た。

問1　Ｘ として最も適する器具をa〜fから選んでマークせよ。
　　　a．キップの装置　　　　　b．三角フラスコ　　　　c．洗気びん
　　　d．ふたまた試験管　　　　e．分液漏斗　　　　　　f．漏斗

問2　B，Cおよび炭酸の酸性の強さを比較して，酸性の強弱関係として正しいものをa〜fから選んでマークせよ。
　　　a．B＞C＞炭酸　　　　　b．B＞炭酸＞C　　　　c．C＞B＞炭酸
　　　d．C＞炭酸＞B　　　　　e．炭酸＞B＞C　　　　f．炭酸＞C＞B

問3　下図はアセトアミノフェンの合成経路である。 ア および イ に最も適する反応試薬を
それぞれ a ～ h から選んでマークせよ。

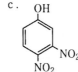

a．HNO₃ $\quad$ b．希 H₂SO₄ $\quad$ c．H₂SO₄ $\quad$ d．KMnO₄

e．NaNO₂ $\quad$ f．CH₃COCH₃ $\quad$ g．CH₃COONa $\quad$ h．(CH₃CO)₂O

問4　アセチルサリチル酸およびアセトアミノフェンに該当するものを A～C からそれぞれ選ん
でマークせよ。

問5　問3のニトロ化反応において，p-ニトロフェノールと共に生じる副生成物として最も適
するものを a ～ d から選んでマークせよ。

a.　OH, NO₂ $\quad$ b.　OH, NO₂ $\quad$ c.　OH, NO₂, NO₂ $\quad$ d.　O₂N, OH, NO₂, NO₂

問6　錠剤基材の主成分は糖類である。この錠剤から得られた錠剤基材は，水に一部溶解してコ
ロイド水溶液となった。この水溶液にヨウ素－ヨウ化カリウム溶液を加えると青紫色になっ
たが，フェーリング液を加えても変化しなかった。この錠剤基材に該当するものを a ～ f か
ら選んでマークせよ。

a．グルコース $\quad$ b．スクロース $\quad$ c．セルロース

d．デンプン $\quad$ e．フルクトース $\quad$ f．マルトース

問7　アセチルサリチル酸 360 mg を水酸化ナトリウム水溶液で完全に加水分解した後，希塩酸
で中和すると，サリチル酸 a b c mg が得られた。a～c に該当する数字をそれぞれ
マークせよ。ただし，生成したサリチル酸はすべて回収できたものとする。

英　語

解答　30年度

I
〔解答〕
問1　(1)(D)　(2)(A)　(3)(B)　(4)(D)　(5)(C)
　　　(6)(A)　(7)(A)　(8)(D)　(9)(C)
問2　(1)(B)　(2)(B)　(3)(D)　(4)(A)　(5)(C)
〔出題者が求めたポイント〕
長文読解総合問題
〔解答のプロセス〕
問1　選択肢の意味
(1)　(A)国籍　　　　　　(B)レベル
　　　(C)ネットで買う人　(D)年齢集団
(2)　(A)大きい　(B)深刻な　(C)短い　(D)率直な
(3)　(A)敏感な　　　(B)特有の
　　　(C)信用される　(D)購入できる
(4)　(A)暗示する　(B)購入する
　　　(C)読む　　　(D)返答する
(5)　(A)全部の　(B)確定した　(C)完全な　(D)適切な
(6)　(A)想像力豊かな　(B)毎日の
　　　(C)積極的な　　　(D)紛らわしい
(7)　(A)短所　(B)祈り　(C)利益　(D)特質
(8)　(A)〜で疲れて　　(B)〜に指名されて
　　　(C)〜に詳しい　　(D)〜に依存して
(9)　(A)接続　(B)割り当て　(C)心配　(D)基金
問2　質問と選択肢の意味
(1)　第1段落と第2段落によると、
　　　(A)親は子どもとしゃべるときにはいつも、子どもとつながっていると感じる。
　　　(B)若者たちはモバイル機器を使っていつも連絡を取り合っている。
　　　(C)若者たちは親の世代に対して、いつも親近感を感じている。
　　　(D)若者たちは日中だけメールをチェックする。
(2)　第3段落によると、
　　　(A)若者たちはソーシャルネットワークのウェブサイトで友だちを見つけない方を好む。
　　　(B)若者たちはアイデンティティを確立するためにオンラインで情報を共有する。
　　　(C)若者たちは新しいテクノロジーを親と共有するのを好む。
　　　(D)あるグループに属することは日本の文化の一部とはあまり言えない。
(3)　第4段落によると、常時接続していることのデメリットのひとつは
　　　(A)インターネットの接続にお金がかかること。
　　　(B)若者たちがドラッグ中毒になること。
　　　(C)友だちがメールに応えなくなること。
　　　(D)若者たちが自分の生活を幸せでないと感じるかも知れないこと。

(4)　第5段落によると、携帯電話を使うことに多くの時間をかけると、
　　　(A)小さな画面によって視力が低下するかもしれない。
　　　(B)腕を動かす必要はなくなるだろう。
　　　(C)仕事を終えるのが簡単になるだろう。
　　　(D)十分すぎる運動をすることになるだろう。
(5)　第6段落によると、
　　　(A)大人たちは若い人たちの生活のしかたにとても満足している。
　　　(B)親たちが若かった時には、コミュニケーションのツールをなにも持っていなかった。
　　　(C)一世代前は、若者たちはテレビを見るのにたくさん時間を使った。
　　　(D)一世代前は、若者たちは親とつながる必要はなかった。
〔全訳〕
1　今日の若者たちはネット接続を断ち切ろうとしない。モバイルテクノロジーは、ほとんど私たちの体の一部になってしまっている電話を私たちに与えている。今日の若者は常時接続の世界で育つ最初の世代である。これが親世代との大きな違いである。
2　今日のソーシャルネットワークの、他に類を見ない特徴は、即時応答で常時存在しているという性質にある。授業中であれ昼食時であれ、あるいは宿題をしているときでも、若者たちは、新しいメッセージがいつ入って来るのかわかっている。真夜中でもネットワークをチェックして返事を返すことができるように、枕の脇に携帯電話を置いて寝る者さえいる。
3　この超接続性にはいくつかの理由がある。ティーンエイジャーは自分のアイデンティティーを形成中である。友だちとのソーシャルネットワークはアイデンティティーを探すための理想のプラットホームである。もうひとつの理由は参加の新しい文化に関係している。友だちどうしのグループでゲームをしたり、音楽や写真やビデオのような情報を共有したりする。彼らはしばしば、ステッカーを使ったりする創造的なやり方で、情報を混ぜ合わせる。こうして人々は、新しいテクノロジーを使うことをグループのメンバーと共有するのである。3つめの理由は、あるグループに属することが必要というのがある。これは日本の文化においてはとても大事なことである。
4　当然、常時つながっていることにはよくない面もある。若者の中には電話とネットワークに依存状態になっている者たちもいる。入ってきたメッセージの音を聞いたり振動を感じたりすることが、ほとんどドラッグのようになって、時には勉強を忘れてしまう。また、ほとんどの人たちは自分自身について良いことだけを掲示するので、だれもがいつも楽しくしているのを見ると、落ち込んでしまうのは簡単である。
5　携帯電話を絶えず使い続けることに関係する体の

健康面での懸念もある。何時間も下を向いて小さい画面を見つめるのは、目や首にはきついことだ。さらに、いつも座って電話を使うのであれば、十分な運動が難しくなる。

6　　最後に言うと、今日の親たちは若い人たちが電話を使いすぎると文句を言うけれど、彼らは若かった時にしていた自分自身の行動を、忘れてしまっているのだろう。その当時、彼らの親は、テレビを見過ぎている、電話のおしゃべりが長すぎると彼らに文句を言っていたかもしれない。だから、ある意味、今日のつながる若者たちは、実際は、その親たちとそれほど違ってはいないのだ。とはいえ、あの頃は電話を切ると接続は断たれたのだった。

Ⅱ

〔解答〕

1. (A)　　2. (C)　　3. (D)　　4. (C)
5. (B)　　6. (C)　　7. (D)　　8. (D)
9. (D)　　10. (C)　　11. (D)　　12. (A)
13. (D)　　14. (A)　　15. (B)　　16. (A)

〔出題者が求めたポイント〕
英文の空所補充

〔解答のプロセス〕
英文の意味と解法のヒント

1. 「議長は会議を翌週まで延ばすことを提案した。」
　　「延期する」：put off　動詞 propose の後の that 節では動詞は原形
2. 「りか子と私は小学校以来 10 年間の知り合いである。」
　　継続を表す現在完了形
3. 「彼らは火事がいつ起こったのかを正確に知っていますか。」
　　後に S ＋ V があるので関係副詞を選ぶ。
4. 「彼の母親は彼に大声を出すのをやめてと言った。」
　　「（人）に～することを頼む」：ask（人）to do
5. 「彼は私がそこにいるのを見て驚き、どうやって入ったのかと尋ねた。」
　　「驚く」：be surprised
6. 「夕食の時、父はいつも私に、口に物を入れたまましゃべってはいけないと言った。」
　　「口にいっぱいほおばって」：with one's mouth full
7. 「大阪はとても大きいので、外国から来た人は道に迷いやすい。」
　　「とても～なので…」：so ～ that ...」
8. 「君がこんなに早くここに来るなんて思ってなかったよ。」
　　「現れる」：show up
9. 「よかったら私のタオルを使ってください。」
　　文意から「～してもよい」の can が適切
10. 「昨年は米の値段が 15％跳ね上がったが、パンの値段はほとんど変わらなかった。」
　　前後の節が対比する内容なので while が適切
11. 「家具はどれも部屋の外に出してはいけない。」

furniture は常に単数扱い
12. 「あなたは、彼女がビジネスでどんなに成功したか知るために、彼女の自伝を読むべきだ。」
　　「（人）が成功して」は be successful
13. 「私はあの新しい電話は絶対買わない。今持っているのより良くはない。」
　　後に than がくるので比較級 better が適切
14. 「彼女は火事を見た時、子どもたちを部屋から出し、夫に消してと言った。」
　　「（火事）を消す」：put out
15. 「目をこするのをすぐにやめて、病院に行って診てもらってください。」
　　(A)幸運にも　(B)すぐに　(C)適切に　(D)およそ
16. 「その骨董の花瓶は 1 万ドルの価値があると見られている。」
　　「いくらいくらの価値がある」：be worth（値段）

Ⅲ

〔解答〕

(1) (G)　　(2) (B)　　(3) (E)　　(4) (B)　　(5) (D)
(6) (C)　　(7) (D)　　(8) (C)　　(9) (G)　　(10) (G)
(11) (B)　　(12) (A)　　(13) (D)　　(14) (G)　　(15) (B)

〔出題者が求めたポイント〕
整序英作文

〔解答のプロセス〕
完成した英文

1. The police did not give us any explanation how the accident had occurred.
2. When you go abroad, try to make as many friends as you can.
3. Because the book was out of print, I had to pay three times the regular price to get a copy of it.
4. Much of what I learned at university is now extremely useful to me.
5. If you were my student, I would be proud of your achievement.

Ⅳ

〔解答〕

1. (A)　　2. (C)　　3. (C)　　4. (D)　　5. (D)

〔出題者が求めたポイント〕
会話文の空所補充

〔全訳〕

1. トム：遅れてごめん。
　　ケリー：いいよ。気にしないで。
　　トム：それで外に食べに行くのかい？
　　ケリー：ああ、でも、友だちも来たいと言っている。一緒でいい？
　　トム：いいよ。多ければ楽しいから。
　　　　(A)多ければ多いほど楽しい。
　　　　(B)早ければ早いほどいい。
　　　　(C)速ければ速いほどいい。
　　　　(D)少なければ少ないほどいい。

2.　　　チエ：読書クラブに入ろうと思っているんだけ
　　　　　　　ど。
　　レイチェル：読書クラブって何？
　　　　　　チエ：同じ本を読んで、一緒に話し合う所。
　　レイチェル：おもしろそうね。私も入りたいわ。
　　　　　　チエ：ええ、一緒に行きましょう。
　　　　　　(A)他のクラブに入ればよかったのに。
　　　　　　(B)学校の名前は何？
　　　　　　(C)おもしろそうね。
　　　　　　(D)他のメンバーに謝っといて。

3.　　妻：明日美容院に行こうと思っているんだけど。
　　　　夫：また？　この前行ったばかりなんじゃないの？
　　　　妻：それはカラーリングだったのよ。今度はカット
　　　　　　しなくちゃ。
　　　　夫：本当にカットしなきゃいけないの？　ぼくには
　　　　　　今のでいいと思えるけど。
　　　　(A)行く時間はあるの？
　　　　(B)ぼくもカットしてもらわなくちゃ。
　　　　(C)また？　この前行ったばかりなんじゃない
　　　　　　の？
　　　　(D)どうしてパーマにしないの？

4.　バーバラ：来年新しいモールができるって聞いたわ。
　　　　　ケン：映画館があればいいね。
　　バーバラ：映画館とボーリング場があるらしいわ
　　　　　　　よ。
　　　　　ケン：いいね。それじゃもう町に行かなくてす
　　　　　　　むね。
　　　　(A)あなたは映画が嫌いだと思ってた。
　　　　(B)音楽ライブを見たいわ。
　　　　(C)モールより新しい学校が必要よ。
　　　　(D)映画館とボーリング場があるらしいわよ。

5.　ダコタ：今年なにか美術の授業をとるつもり？
　　ナオミ：いいえ、でも、音楽のクラスをとるかも知
　　　　　　れない。
　　ダコタ：ほんと？　何の楽器を演奏するの？
　　ナオミ：まだ決めてないわ。
　　　　(A)ええ、本当に楽しみにしているのよ。
　　　　(B)いいえ、芸術を勉強する時間がないの。
　　　　(C)ええ、私、楽器を演奏するのが大好きなの。
　　　　(D)いいえ、でも、音楽クラスをとるかも知れな
　　　　　　い。

数　学

解答

30年度

I

〔解答〕

問1

ア	イ	ウ	エ
2	3	1	6

問2

オ	カ	キ	ク	ケ	コ	サ
2	2	3	4	1	3	8

問3

シ	ス
9	6

問4

セ	ソ	タ	チ	ツ	テ	ト
1	7	3	6	5	1	7

〔出題者が求めたポイント〕

問1　絶対値を含む2次方程式の解法

問2　三角関数の合成と2倍角の公式の利用，三角関数のグラフ

問3　1次不定方程式の解法

問4　条件付き確率

〔解答へのプロセス〕

問1　$x+1$，$x-2$ の符号をまとめると次の表のようになる。

x	$\cdots$	-1	$\cdots$	2	$\cdots$
$x+1$	$-$	0	$+$	$+$	$+$
$x-2$	$-$	$-$	$-$	0	$+$

よって，$f(x)=x^2+3|x+1|-|x-2|$ とおくと

[1] $x<-1$ のとき

$$f(x)=x^2-3(x+1)+(x-2)=x^2-2x-5$$

$f(x)=0$ を解くと　$x=1\pm\sqrt{6}$

$2<\sqrt{6}<3$ なので，$x<-1$ より

$$x=1-\sqrt{6}$$

[2] $-1\leqq x<2$ のとき

$$f(x)=x^2+3(x+1)+(x-2)=x^2+4x+1$$

$f(x)=0$ を解くと　$x=-2\pm\sqrt{3}$

$1<\sqrt{3}<2$ なので，$-1\leqq x<2$ より

$$x=-2+\sqrt{3}$$

[3] $x\geqq2$ のとき

$$f(x)=x^2+3(x+1)-(x-2)$$
$$=x^2+2x+5$$
$$=(x+1)^2+4>0$$

となり，$f(x)=0$ の実数解は存在しない。

以上より，$x=-2+\sqrt{3}$，$1-\sqrt{6}$

問2　$f(x)=2\cos^2x-2\sin x\cos x$

$=1+\cos 2x-\sin 2x$　（2倍角の公式）

$=\sqrt{2}\sin\left(2x+\dfrac{3}{4}\pi\right)+1$　（三角関数の合成）

のように変形できる。ここで，$f(x)$ を

$$f(x)=\sqrt{2}\sin 2\left(x+\dfrac{3}{8}\pi\right)+1$$

と変形しておく。このとき $y=f(x)$ のグラフは，
$y=\sqrt{2}\sin(2x)$ のグラフを

x 軸方向へ $-\dfrac{3}{8}\pi$，y 軸の方向へ 1

だけ平行移動したものとなる。

問3　$3x+5y=76$ を満たす $(x,\ y)$ のうちの1つは

$(x,\ y)=(2,\ 14)$ なので，与式は

$$3(x-2)-5(y-14)=0$$
$$\Longleftrightarrow 3(x-2)=-5(y-14)$$

と変形できる。このとき，3，5 は互いに素な自然数なので，

$$x-2=-5k,\ y-14=3k\ (k\text{ は整数})$$

で表せる。つまり，与式を満たす整数 $(x,\ y)$ は

$$(x,\ y)=(-5k+2,\ 3k+14)$$

であり，このとき積 xy は k を用いて

$$xy=(-5k+2)\cdot(3k+14)$$
$$=-15k^2-64k+28$$
$$=-15\left(k+\dfrac{32}{15}\right)^2+\dfrac{1444}{15}$$

となる。k は整数なので，xy が最大となるような k は $k=-2$ のときであり，その最大値は

$xy=12\cdot 8=96$ である。

問4　袋 A から取り出した2個の玉について，各色の個数を [白，赤] のように表すとする。例えば，白玉を1個，赤玉を1個取り出したときは [1, 1] である。また，A から取り出した2個の玉を袋 B へ入れた後の袋 B の中の各色の玉の個数を {白，赤} のように表す。

[1]　[0, 2] のとき

袋 B の中身は {4, 5} となるので，袋 B から赤玉を取り出す確率は

$$\frac{{}_5C_2}{{}_8C_2}\times\frac{{}_5C_1}{{}_9C_1}=\frac{10}{28}\times\frac{5}{9}=\frac{50}{252}=\frac{25}{126}$$

[2]　[1, 1] のとき

袋 B の中身は {5, 4} となるので，袋 B から赤玉を取り出す確率は

$$\frac{{}_5C_1\cdot{}_3C_1}{{}_8C_2}\times\frac{{}_4C_1}{{}_9C_1}=\frac{15}{28}\times\frac{4}{9}=\frac{60}{252}=\frac{5}{21}$$

[3]　[2, 0] のとき

袋 B の中身は {6, 3} となるので，袋 B から赤玉を取り出す確率は

$$\frac{{}_3C_2}{{}_8C_2}\times\frac{{}_3C_1}{{}_9C_1}=\frac{3}{28}\times\frac{3}{9}=\frac{9}{252}=\frac{1}{28}$$

よって，この操作を行ったとき，袋 B から赤玉を取り出す確率は

$$\frac{25}{126}+\frac{5}{21}+\frac{1}{28}=\frac{119}{252}=\frac{17}{36}$$

上の [1]～[3] のうち，袋 A に入っていた赤玉を取り出す確率は

$$\frac{{}_5C_2}{{}_8C_2}\times\frac{{}_2C_1}{{}_9C_1}+\frac{{}_5C_1\cdot{}_3C_1}{{}_8C_2}\times\frac{{}_1C_1}{{}_9C_1}=\frac{10\times2+15\times1}{252}$$

$$=\frac{35}{252}=\frac{5}{36}$$

なので，求める確率は

$$\frac{\dfrac{5}{36}}{\dfrac{17}{36}}=\frac{5}{17}$$

Ⅱ

〔解答〕

問1

ア	イ	ウ	エ
2	5	4	6

問2

オ	カ	キ	ク	ケ	コ	サ	シ	ス	セ
5	6	7	4	3	2	3	1	3	2

問3

ソ	タ	チ	ツ	テ	ト	ナ	ニ	ヌ	ネ	ノ
3	4	3	1	3	①	②	①	③	⑤	④

ハ	ヒ	フ	ヘ	ホ	マ	ミ	ム	メ	モ	ヤ
⑥	③	9	5	9	9	2	7	1	0	8

〔出題者が求めたポイント〕

問1 相加平均と相乗平均の不等式

問2 正弦定理と余弦定理，三角形の面積の利用，円に内接する四角形の問題，ベクトルの内積

問3 3次関数の増減と極値，接線の方程式，接線と3次関数で囲まれる図形の面積

〔解答へのプロセス〕

問1 $\left(\dfrac{a}{4}+\dfrac{1}{b}\right)\left(\dfrac{9}{a}+b\right)=\dfrac{ab}{4}+\dfrac{9}{ab}+\dfrac{13}{4}$

$a>0$，$b>0$ より，$ab>0$ であるから，相加平均と相乗平均の不等式より

$$\frac{ab}{4}+\frac{9}{ab}+\frac{13}{4}\geqq2\sqrt{\frac{ab}{4}\cdot\frac{9}{ab}}+\frac{13}{4}=\frac{25}{4}$$

ただし，等号が成立するのは

$$\frac{ab}{4}=\frac{9}{ab}\ \text{のとき，つまり}\ (ab)^2=36$$

$ab>0$ なので $ab=6$ のとき

問2 $\angle ABC=B$，$\angle ADC=D$ とおく。

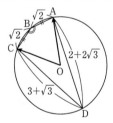

△ABC，△ADC で余弦定理

$AC^2=(\sqrt{2})^2+(\sqrt{2})^2-2\cdot\sqrt{2}\cdot\sqrt{2}\cos B$

$\quad=4-4\cos B$

$AC^2=(3+\sqrt{3})^2+(2+2\sqrt{3})^2$

$\quad\quad-2(3+\sqrt{3})(2+2\sqrt{3})\cos D$

円に内接する四角形なので

$B+D=\pi$　∴　$D=\pi-B$

つまり，$\cos D=-\cos B$

よって

$AC^2=4-4\cos B$

$AC^2=28+14\sqrt{3}+(24+16\sqrt{3})\cos B$

$4-4\cos B=28+14\sqrt{3}+(24+16\sqrt{3})\cos B$

$\cos B=-\dfrac{12+7\sqrt{3}}{14+8\sqrt{3}}=-\dfrac{\sqrt{3}(4\sqrt{3}+7)}{2(4\sqrt{3}+7)}$

$\quad\quad=-\dfrac{\sqrt{3}}{2}$

∴　$B=\dfrac{5}{6}\pi$

また，四角形 ABCD の面積を S とすると

$S=\dfrac{1}{2}\cdot\sqrt{2}\cdot\sqrt{2}\cdot\sin\dfrac{5}{6}\pi$

$\quad\quad+\dfrac{1}{2}\cdot(3+\sqrt{3})(2+2\sqrt{3})\sin\dfrac{\pi}{6}$

$\quad=\dfrac{1}{2}+(3+2\sqrt{3})=\dfrac{7+4\sqrt{3}}{2}$

対角線 AC の長さは　$AC^2=4+2\sqrt{3}=(\sqrt{3}+1)^2$

∴　$AC=\sqrt{3}+1$

ここで三角形 ACD 注目すると

$AC:CD:DA=1:\sqrt{3}:2$

より，△ACD は $\angle C=\dfrac{\pi}{2}$ の直角三角形となるので，

AD はこの円の直径となる。つまり，

外接円の半径 $R=\dfrac{AD}{2}=\sqrt{3}+1$

$\angle ADC=\dfrac{\pi}{6}$ より $\angle AOC=\dfrac{\pi}{3}$ であり，

$|\overrightarrow{OA}|=|\overrightarrow{OC}|=\sqrt{3}+1$ なので，内積 $\overrightarrow{OA}\cdot\overrightarrow{OC}$ の値は

$\overrightarrow{OA}\cdot\overrightarrow{OC}=(\sqrt{3}+1)\cdot(\sqrt{3}+1)\cdot\cos\dfrac{\pi}{3}$

$\quad\quad=2+\sqrt{3}$

問3 $y=x^3-6x^2+9x+5$ の両辺を x で微分する

$y'=3x^2-12x+9$

$\quad=3(x^2-4x+3)$

$\quad=3(x-1)(x-3)$

$y'=0$ を満たす x の値は $x=1$，3

増減表は以下の通りになる．

x	$\cdots$	1	$\cdots$	3	$\cdots$
y'	+	0	−	0	+
y	↗	極大値	↘	極小値	↗

よって，$x=1$ のとき極大値9をとり，$x=3$ のとき極小値5をとる。

また，$x=4$ のとき $y=9$ となるので，点 P(4, 9) における接線 l の方程式は，$y'_{(x=4)}=9$ なので

$y=9(x-4)+9=9x-27$

この3次関数と接線 l の共有点の x 座標は

$x^3-6x^2+9x+5=9x-27$

$(x-4)^2(x+2)=0$

∴　$x=-2$，4

よって，この2つのグラフで囲まれる図形の面積 S は

$S=\displaystyle\int_{-2}^{4}\{(x^3-6x^2+9x+5)-(9x-27)\}dx$

$\quad=\displaystyle\int_{-2}^{4}(x+2)(x-4)^2dx$

$\quad=\dfrac{1}{12}\{4-(-2)\}^4=108$

化 学

解答

30年度

I

〔解答〕

問1 ⑦ 19　④ 2　⑦ 8　㋒ 8　㋔ 1　問2 a

問3 ㋖ c　㋗ d　　問4 c, d　　問5 d

問6 a＝1, b＝2, c＝7

問7 陽極：a, 陰極：d

〔出題者が求めたポイント〕

イオンの構成と大小，pH，電気分解

〔解答のプロセス〕

問1～3　K の原子番号は 19，電子配置は K 殻 2 個，L 殻 8 個，M 殻 8 個，N 殻 1 個であるから，K^+ の電子は 18 個，電子配置は K 殻 2 個，L 殻 8 個，M 殻 8 個である。よって K^+ と同じ電子配置の希ガスは原子番号 18 のアルゴン，二価の陽イオンは原子番号 20 の Ca^{2+}，1 価の陰イオンは原子番号 17 の Cl^- である。

問4　アルカリ金属元素は H 以外の 1 族元素で，Li, Na, K, Rb, Cs, Fr である。

問5　Mg^{2+} の電子配置は Ne 型で，Ar 型の K^+，Ca^{2+} より小さい。K^+ と Ca^{2+} では電子配置は同じだが Ca の方が原子番号が大きく陽子が多いので原子核が電子を引き付ける力が強く，イオンの大きさは小さい。よって $K^+ > Ca^{2+} > Mg^{2+}$ の順となる。

問6　KOH＝56.0 であるから，KOH 1.40 g は

$$\frac{1.40\,g}{56.0\,g/mol} = 0.0250\,mol$$　これが 500 mL 中に含まれるから 0.0500 mol/L

KOH は 1 価の強塩基であるから

$[KOH] = [OH^-] = 0.0500\,mol/L$

$$[H^+] = \frac{1.0 \times 10^{-14}\,mol^2/L^2}{0.0500\,mol/L} = 2.00 \times 10^{-13}\,mol/L$$

$pH = -\log_{10}(2.00 \times 10^{-13}) = 13 - 0.30 = 12.7$

問7　陽極：ハロゲン化物イオンがあるから，ハロゲンの単体が生じる。　$2Cl^- \longrightarrow Cl_2 + 2e^-$

陰極：K のイオン化傾向が大きいから，K^+ ではなく H_2O が電子を受け取る。

$2H_2O + 2e^- \longrightarrow H_2 + 2OH^-$

II

〔解答〕

問1 b　　問2 a　　問3 ① e ② h ③ g ④ b

問4 b, d　　問5 ⓐ 2 ⓑ 1 ⓒ 1 ⓓ 1 ⓔ 1 ⓕ 1

問6 a＝1, b＝0, c＝3

問7 a＝5, b＝0, c＝1

〔出題者が求めたポイント〕

塩素とその化合物

〔解答のプロセス〕

問1　有色の気体は Cl_2（黄緑色）と NO_2（赤褐色）が重要。

問2　塩素は水に溶け，空気より重いので下方置換で捕集する。

問3　A：酸化マンガン(IV)（①）を入れて塩化水素を酸化し，塩素を発生させる。

$MnO_2 + 4HCl \longrightarrow MnCl_2 + 2H_2O + Cl_2$

B：水（②）を入れ，混入して来る塩化水素を吸収する。

C：濃硫酸（③）を入れて塩素を乾燥する。

塩素は水と少し反応し，塩化水素（④）と次亜塩素酸を生じる。　$Cl_2 + H_2O \rightleftharpoons HCl + HClO$

問4　ハロゲン単体の酸化力の順は $F_2 > Cl_2 > Br_2 > I_2$ なので，原子番号の大きいハロゲン X_1 の塩に原子番号の小さいハロゲン X_2 の単体を加えると X_1 の単体と X_2 の塩が生じるが，X_2 の塩に X_1 の単体を加えても反応しない。

よって b と d は反応し，a と c は反応しない。

(b) $2KBr + Cl_2 \longrightarrow 2KCl + Br_2$

(d) $2KI + Br_2 \longrightarrow 2KBr + I_2$

問5　次亜塩素酸ナトリウムの酸化作用は次式で表される。　$ClO^- + 2H^+ + 2e^- \longrightarrow Cl^- + H_2O \cdots ①$

Cl の酸化数は $+1 \longrightarrow -1$ と減少する。

ヨウ化カリウムの還元作用は次式で表される。

$2I^- \longrightarrow I_2 + 2e^- \cdots ②$

①＋② より

$ClO^- + 2I^- + 2H^+ \longrightarrow I_2 + H_2O + Cl^-$

これに変化しなかった Na^+, $2K^+$, SO_4^{2-} を両辺に加え整理すると

$NaClO + 2KI + H_2SO_4$

$\longrightarrow I_2 + H_2O + NaCl + K_2SO_4$

問6　I_2 の反応は $I_2 + 2e^- \longrightarrow 2I^-$ と表されるから，

$I_2 + 2S_2O_3^{2-} \longrightarrow S_4O_6^{2-} + 2I^-$

テトラチオン酸イオン

I_2 の物質量は $Na_2S_2O_3$ の 1/2 であるから

$$0.0500\,mol/L \times \frac{40.0}{1000}\,L \times \frac{1}{2} = 1.00 \times 10^{-3}\,mol$$

問7　市販の漂白剤中の NaClO を x〔mol/L〕とすると，操作 II で用いた漂白剤中の濃度は $x/10$〔mol/L〕。

NaClO 1 mol から I_2 1 mol が生じる（問5）から

$$\frac{x}{10}\,〔mol/L〕 \times \frac{20.0}{1000}\,L = 1.00 \times 10^{-3}\,mol$$

$$x = 0.500\,〔mol/L〕$$

III

〔解答〕

問1 f　　問2 ⑦ a ④ b ⑦ a　　問3 e

問4 c　　問5 d　　問6 a＝1, b＝2, c＝4

問7 a＝1, b＝3　　問8 a＝5, b＝0

〔出題者が求めたポイント〕

酢酸の電離，中和，pH

〔解答のプロセス〕

問1　ルシャトリエの平衡移動の原理という。

問2　(ア) NaOH により H^+ が中和されるので, H^+ の減少を補うように CH_3COOH の電離が進む。

(イ) CH_3COONa が CH_3COO^- と Na^+ に電離するので右辺の CH_3COO^- が増える。これを少なくしようと平衡は左に移動する。

(ウ) 酢酸の電離を詳しく表すと

$$CH_3COOH + H_2O \longrightarrow CH_3COO^- + H_3O^+$$

水でうすめると左辺の H_2O が増えるのでこれを少なくしようと平衡は右に移動する（問4参照）。

問3　C 〔mol/L〕の酢酸の電離度を α とすると

$$[CH_3COOH] = C(1-\alpha) \text{〔mol/L〕}$$
$$[CH_3COO^-] = [H^+] = C\alpha \text{〔mol/L〕}$$
$$K_a = \frac{C\alpha \text{〔mol/L〕} \times C\alpha \text{〔mol/L〕}}{C(1-\alpha) \text{〔mol/L〕}} = \frac{C\alpha^2}{1-\alpha} \text{〔mol/L〕}$$

問4　K_a は一定であるので, C が小さくなると $\alpha^2/(1-\alpha)$ は大きくなる。すなわち α は大きくなる。

問5　酢酸の濃度を x 〔mol/L〕, このうち n 〔mol/L〕が電離したとすると　$[CH_3COOH] = (x-n)$ 〔mol/L〕,
$[H^+] = [CH_3COO^-] = n$ 〔mol/L〕, 　pH = 3.0　より
$[H^+] = 1.0 \times 10^{-3}$ mol/L $= n$ 〔mol/L〕

$$K_a = \frac{[H^+][CH_3COO^-]}{[CH_3COOH^-]}$$
$$= \frac{(1.0 \times 10^{-3} \text{mol/L})^2}{(x - 1.0 \times 10^{-3}) \text{〔mol/L〕}}$$
$$= 2.7 \times 10^{-5} \text{mol/L}$$
$$x = 0.038 \text{〔mol/L〕}$$

注　$\alpha \ll 1$ のとき　$1-\alpha \fallingdotseq 1$　として得られる近似式 $K_a = C\alpha^2$　$\alpha = \sqrt{K_a/C}$　$[H^+] = \sqrt{K_a C}$　を用いると, 問4では, $\alpha = \sqrt{K_a/C}$　において, C が小さいと α は大きい　となる。

問5では　$[H^+] = \sqrt{K_a C}$　より
$$1.0 \times 10^{-3} \text{mol/L} = \sqrt{2.7 \times 10^{-5} \text{mol/L} \times x \text{〔mol/L〕}}$$
$$x \fallingdotseq 0.037 \text{mol/L}　となる。$$

しかし酢酸の場合 0.01 mol/L より薄い場合 α は 0.05 より大きくなり, $1-\alpha \fallingdotseq 1$　とおくのは無理なので, 何でも近似式を用いるのは避けて欲しい。

問6　酢酸は　0.25 mol/L $\times 0.100$ L $= 2.5 \times 10^{-2}$ mol
水酸化ナトリウムは
$$0.30 \text{mol/L} \times 0.100 \text{L} = 3.0 \times 10^{-2} \text{mol}$$
なので, 混合液は NaOH 5.0×10^{-3} mol と CH_3COONa 2.5×10^{-2} mol の混合水溶液となる。NaOH は強塩基なので CH_3COONa の加水分解による pH の影響は考えなくてよい。よって

$$[OH^-] = [NaOH] = \frac{5.0 \times 10^{-3} \text{mol}}{0.100 \text{L} + 0.100 \text{L}}$$
$$= 2.5 \times 10^{-2} \text{mol/L}$$

$$[H^+] = \frac{1.0 \times 10^{-14} \text{mol}^2/\text{L}^2}{2.5 \times 10^{-2} \text{mol/L}} = 4.0 \times 10^{-13} \text{mol/L}$$

$$pH = -\log_{10}(4.0 \times 10^{-13}) = -\log_{10}(2.0^2 \times 10^{-13})$$
$$= 13 - 2\log 2.0 = 12.4$$

問7　CH_3COOH : $0.40 \times 0.100 = 0.040$ mol
$NaOH$: $0.30 \times 0.100 = 0.0300$ mol

混合液は CH_3COOH 0.010 mol と CH_3COONa 0.030 mol を含むから, $[CH_3COOH]$ と $[CH_3COO^-]$ の比は 1：3 である。

問8　$K_a = \dfrac{[CH_3COO^-][H^+]}{[CH_3COOH]} = 3[H^+]$
$$= 2.7 \times 10^{-5} \text{mol/L}$$
$$[H^+] = 9.0 \times 10^{-6} \text{mol/L}$$
$$pH = -\log_{10}(9.0 \times 10^{-6}) = -\log_{10}(3.0^2 \times 10^{-6})$$
$$= 6 - 2\log_{10} 3.0 = 5.04 \fallingdotseq 5.0$$

Ⅳ

〔解答〕

問1 e　　問2 b　　問3 ア a　イ h
問4 アセチルサリチル酸：B　アセトアミノフェン：C
問5 b　　問6 d　　問7 a=2, b=7, c=6

〔出題者が求めたポイント〕

アセチルサリチル酸とアセトアミノフェン

〔解答のプロセス〕

操作Ⅰ　ジエチルエーテルに溶けない A は錠剤基材である。

操作Ⅱ　炭酸水素ナトリウム水溶液に溶けるのは炭酸より強いカルボン酸, 溶けないのは炭酸より弱いフェノールである。ジエチルエーテルの密度は水より小さい（0.71g/cm^3）のでエーテル層が上層, 水層が下層である。よって下層①にはカルボン酸の塩が溶けている。

操作Ⅲ　上層①のフェノールが NaOH と反応して塩になり, 水に溶けて下層②に移る。

操作Ⅳ　塩酸を加えると下層①からはカルボン酸の B, 下層②からはエーテルの C が遊離する。

なお化学式より B はアセチルサリチル酸（右式）, C はアセトアミノフェン HO—〈 〉—NHCOCH$_3$ である。

操作Ⅱの反応

操作Ⅲの反応

操作Ⅳの反応

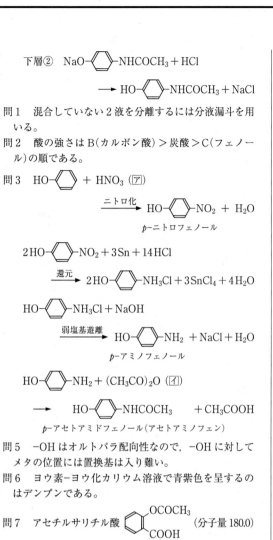

下層② NaO-〈 〉-NHCOCH₃ + HCl

⟶ HO-〈 〉-NHCOCH₃ + NaCl

問1　混合していない2液を分離するには分液漏斗を用いる。

問2　酸の強さは B（カルボン酸）＞炭酸＞C（フェノール）の順である。

問3　HO-〈 〉 + HNO₃（ア）

$\xrightarrow{\text{ニトロ化}}$ HO-〈 〉-NO₂ + H₂O

p-ニトロフェノール

2HO-〈 〉-NO₂ + 3Sn + 14HCl

$\xrightarrow{\text{還元}}$ 2HO-〈 〉-NH₃Cl + 3SnCl₄ + 4H₂O

HO-〈 〉-NH₃Cl + NaOH

$\xrightarrow{\text{弱塩基遊離}}$ HO-〈 〉-NH₂ + NaCl + H₂O

p-アミノフェノール

HO-〈 〉-NH₂ + (CH₃CO)₂O（イ）

⟶ HO-〈 〉-NHCOCH₃ + CH₃COOH

p-アセトアミドフェノール（アセトアミノフェン）

問5　-OH はオルトパラ配向性なので，-OH に対してメタの位置には置換基は入り難い。

問6　ヨウ素-ヨウ化カリウム溶液で青紫色を呈するのはデンプンである。

問7　アセチルサリチル酸 ［OCOCH₃ / COOH］（分子量 180.0）

1 mol からサリチル酸 ［OH / COOH］（分子量 138.0）1 mol が生じるから

$$\frac{360 \times 10^{-3}\,\text{g}}{180\,\text{g/mol}} = \frac{x \times 10^{-3}\,\text{g}}{138\,\text{g/mol}} \qquad x = 276\,(\text{mg})$$

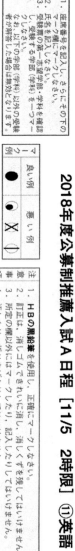

2018年度公募制推薦入試Ａ日程 [11/5 2時限] ①英語 解答用紙

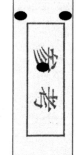

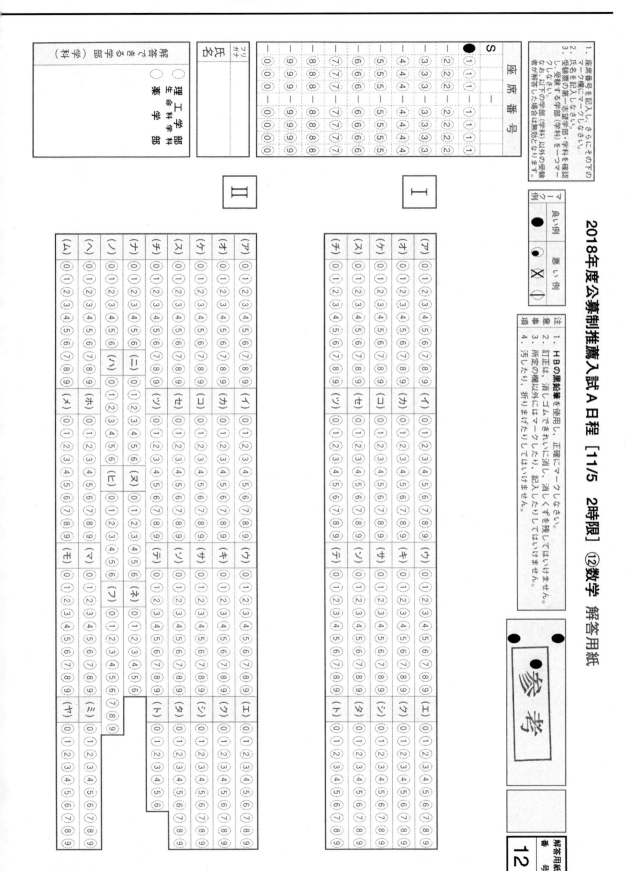

この解答用紙は 124％に拡大すると、ほぼ実物大になります。

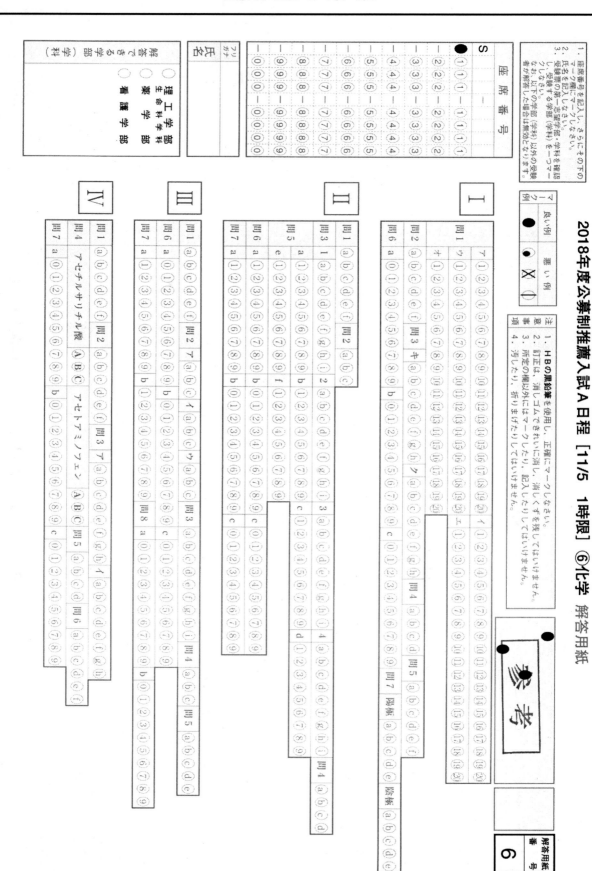

この解答用紙は 124％に拡大すると、ほぼ実物大になります

平成29年度

問 題 と 解 答

英　語

問題

29年度

A 日程

<u>I</u>　次の英文を読み，設問に答えなさい。（38点）

1　　About 4,000 years ago, ancient Egyptians <u>developed</u> a 12-hour time system.
(1)
They divided the day into 12 hours. The earliest clocks used sun shadows to show
the hours of the day. A long piece of wood was marked into hours. A short piece
of the wood was put at one end of the long piece of wood. As the sun <u>shifted</u>
(2)
across the sky, the short piece of wood created shadows on the long piece. These
shadows showed the hours. This method of showing time was useful, but not very
<u>accurate</u>. Later, round sundials were developed. They used sun shadows, too, but
(3)
were more accurate than the wood clocks. Sundials could measure time on sunny
days. However, they did not work at night or when the sun was hidden by clouds.
Also, people were <u>confused</u> to see the time on sundials <u>vary</u> with the seasons.
(4)   (5)

2　　Over many years, different kinds of clocks were created to measure time
during the day and at night. Candle clocks were used in ancient China, Japan,
and Iraq. A candle holder was divided by marks into hours. As the candle burned,
the marks showed how many hours had passed. Greeks used water clocks made of
two glass bowls. The bowls were <u>connected</u> by a small hole. The top bowl was
(6)
filled with water. The water slowly ran into the bottom bowl through the hole.

The bottom bowl was marked into hours that measured time. Hourglasses worked in a similar way. The difference was that sand shifted from the top bowl into the bottom bowl. Water clocks and hourglasses functioned very well to measure time.
(7)

3　　　Soon clocks developed into wonderful art objects. Clocks were put into
(8)
beautiful wooden boxes. The boxes were painted with flowers and birds. About 1,000 years ago, an Arab engineer added mechanical features to water clocks. He used the falling water to turn gears that opened doors and rang bells. These mechanical features gave later engineers the idea to develop mechanical clocks.

4　　　Mechanical clocks first appeared in China about 800 years ago. The idea
(9) spread to other places. A mechanical clock had to be wound* with a tool every day. It had a complex system of springs and gears inside. The gears turned a dial on the front of the clock. The earliest mechanical clocks had one dial that showed only the hour. Later another dial was added to show minutes.

5　　　Most modern clocks are powered by batteries or electricity. They show hours, minutes, and seconds. Knowing the exact time is important in our complex world.

(Source: *Inside Reading*, Oxford UP, 2013)

（注）　wound*　「wind（時計などのねじ）を巻く」の過去分詞

問1　下線部(1)〜(9)の語句の文中での意味として最も適切なものを，(A)〜(D)の中から一つ選びなさい。

(1)　(A)　created　　　(B)　charged　　　(C)　confirmed　　　(D)　corrected

(2)　(A)　followed　　　(B)　covered　　　(C)　moved　　　(D)　appeared

(3)　(A)　steady　　　(B)　precise　　　(C)　direct　　　(D)　particular

(4)　(A)　excited　　　(B)　puzzled　　　(C)　scared　　　(D)　surprised

(5)　(A)　occur　　　(B)　increase　　　(C)　decrease　　　(D)　differ

(6)　(A)　opened　　　(B)　removed　　　(C)　linked　　　(D)　separated

(7)　(A)　worked　　　(B)　formed　　　(C)　played　　　(D)　progressed

(8)　(A)　pieces　　　(B)　packages　　　(C)　events　　　(D)　gifts

(9)　(A)　exposed　　　(B)　occupied　　　(C)　reached　　　(D)　applied

問2　(1)～(5)の質問の答えとして最も適切なものを，(A)～(D)の中から一つ選びなさい。

(1)　According to paragraph 1, which of the following is true?

(A)　Wood clocks were useful in any weather.

(B)　Wood clocks were developed after sundials became popular.

(C)　The time on wood clocks was more reliable than the time on sundials.

(D)　Both wood clocks and sundial clocks used sunshine and shadows.

(2)　According to paragraph 2, which of the following is true?

(A)　Candle clocks were used in different parts of the world.

(B)　At least two candles were needed to measure time by candle clocks.

(C)　Water was used in both water clocks and hourglasses.

(D)　Hourglasses were most common in China, Japan, Iraq, and Greece.

(3)　According to paragraphs 3 and 4, which of the following is true?

(A)　Water clocks were invented about 1,000 years ago.

(B)　Both artistic and mechanical aspects of the clocks were improved over time.

(C)　About 1,000 years ago an Arab engineer made the first mechanical clock.

(D)　Mechanical clocks sold well in Arab countries.

(4)　According to paragraphs 4 and 5, which of the following is true?

(A)　Mechanical clocks required winding every day.

(B)　Mechanical clocks showed the seasons on their dials.

(C)　Mechanical clocks showed the hour, minute, and second on a single dial.

(D)　Only the latest mechanical clocks can produce electricity.

(5) Which statement about the whole passage is <u>NOT</u> true?

　(A) The first clocks used natural materials to measure time.

　(B) It took humans a long time to develop a technique to measure the exact time.

　(C) Through the ages different cultures developed more practical clocks.

　(D) Mechanical clocks were developed later than clocks powered by batteries or electricity.

Ⅱ 1～16の英文の空所に入る最も適切なものを，(A)～(D)の中から一つ選びなさい。（32点）

1. Jack and I ＿＿＿＿＿＿＿ the changes in the plan.

   (A) talked   (B) discussed about

   (C) talked with   (D) discussed

2. I remember ＿＿＿＿＿＿＿ him at a conference ten years ago.

   (A) seen   (B) seeing   (C) to see   (D) have seen

3. It is always important to ＿＿＿＿＿＿＿ some money for the future. Nobody knows what could happen.

   (A) laying   (B) lie   (C) lay aside   (D) lie aside

4. They are planning a hike this weekend if the weather ＿＿＿＿＿＿＿ good.

   (A) was   (B) is   (C) will be   (D) would be

5. We're in a hurry. We need to get this done ＿＿＿＿＿＿＿ six o'clock.

   (A) until   (B) in   (C) by   (D) within

6. It will not be long ＿＿＿＿＿＿＿ Chris comes and then we can start the party.

   (A) by   (B) before   (C) after   (D) for

7. Ask the ticket office ＿＿＿＿＿＿＿ you bought your ticket for more information about the concert.

   (A) who   (B) which   (C) what   (D) where

8. Could you give me ＿＿＿＿＿＿＿ on the local restaurants?

   (A) an advice   (B) some advice   (C) some advices   (D) few advices

9. I don't know how you could ＿＿＿＿＿＿＿ such a person. I would soon lose my temper.

   (A) start up to   (B) make up for   (C) put up with   (D) come up against

10. I _____ my teacher a lot for everything she has done for me.

   (A) accuse   (B) care   (C) learn   (D) owe

11. Please remain _____ until the bus has come to a complete stop.

   (A) seated   (B) seating   (C) seat   (D) to seat

12. No matter _____ happens, make sure you keep going.

   (A) if   (B) that   (C) what   (D) when

13. Exercising for an hour a day is one of _____ ways to keep healthy.

   (A) better   (B) most   (C) the well   (D) the best

14. Both Paul and Alice used to live _____ Central Park.

   (A) closing   (B) closely   (C) close   (D) close to

15. Some people find _____ difficult to get used to a new environment.

   (A) it   (B) that   (C) everything   (D) very

16. Everyone has to _____ this form to get a new driver's license.

   (A) write down   (B) fill out   (C) draw up   (D) throw in

Ⅲ 1〜5の日本文と同じ意味になるように，(A)〜(G)の語句を並べ替えて英文を完成させ，
（ 1 ）〜（ 15 ）の空所に入るものを記号で答えなさい。ただし，文頭に来る語句も小文字で表
記してあります。(15点)

1．彼がどこに住んでいるのか，また何をしているのか，私はまったく知りません。

I （　　　）（ 1 ）（　　　）（　　　）（ 2 ）（　　　）or（ 3 ）he does.

(A) what　　　　(B) lives　　　　(C) he　　　　(D) idea

(E) where　　　　(F) have　　　　(G) no

2．水族館まであといくつ停留所がありますか。

（　　　）（ 4 ）（　　　）（ 5 ）（　　　）（ 6 ）（　　　）we get to the aquarium?

(A) there　　　　(B) stops　　　　(C) are　　　　(D) how

(E) more　　　　(F) until　　　　(G) many

3．翔太はまるで母語のように流暢に英語を話します。

Shota speaks English（　　　），（　　　）（ 7 ）（　　　）（ 8 ）（ 9 ）（　　　）
tongue.

(A) it　　　　(B) as　　　　(C) were　　　　(D) if

(E) mother　　　　(F) fluently　　　　(G) his

4．夏休みを楽しみにしていない人はいません。

（　　　）（　　　）（ 10 ）（　　　）（ 11 ）（ 12 ）（　　　）forward to summer
vacation.

(A) one　　　　(B) look　　　　(C) no　　　　(D) is

(E) doesn't　　　　(F) there　　　　(G) who

5．あの映画を見ることはパリへ旅行したも同然です。

（　　　）（　　　）（ 13 ）（　　　）（ 14 ）（ 15 ）（　　　）to Paris.

(A) movie　　　　(B) is　　　　(C) taking　　　　(D) seeing

(E) almost like　　　　(F) a trip　　　　(G) that

Ⅳ　1～5 の会話の空所に入る最も適切なものを，(A)～(D)の中から一つ選びなさい。(15点)

1.　Doctor:　Well, ＿＿＿＿＿＿＿＿＿＿＿＿

　　Patient:　I've got a backache. Maybe it's because I moved some furniture a few days ago.

　　Doctor:　I want to take an X-ray to make sure it's nothing serious.

　　Patient:　Thank you, doctor.

　　　　(A)　how did you come here?

　　　　(B)　what seems to be the problem?

　　　　(C)　where did you find the problem?

　　　　(D)　when did you get there?

2.　Mother:　I just baked a cake with a new recipe.

　　Daughter:　Wow! ＿＿＿＿＿＿＿＿＿＿＿

　　Mother:　Just wait a while. It needs to cool down.

　　Daughter:　I can't wait to try it.

　　　　(A)　How did you get the recipe?

　　　　(B)　Can I have some?

　　　　(C)　Can I help you?

　　　　(D)　How long did it take?

3.　Julie:　Why are you so late? Everyone is waiting for you.

　　Steve:　I had a hard time finding somewhere to park.

　　Julie:　＿＿＿＿＿＿＿＿＿＿＿

　　Steve:　No, I shouldn't have. Downtown Osaka is really crowded.

　　　　(A)　You should have told me earlier.

　　　　(B)　I don't think you drive a car very well.

　　　　(C)　You shouldn't have come by car.

　　　　(D)　I know that park was really crowded.

4.　　Ryo:　Are you throwing all of this stuff away?

　　Justin:　Yeah, I can't take it back home with me to Hong Kong.

　　　Ryo:　_____

　　Justin:　Sure. Go ahead.

　　　(A)　Could I have this lamp?

　　　(B)　Is this lamp for your family?

　　　(C)　How much is this lamp?

　　　(D)　Are you going to buy this lamp?

5.　　Dad:　Don't forget to vote tomorrow.

　　James:　I don't feel like it. All the parties say the same thing.

　　　Dad:　It's important to have a voice in choosing the government.

　　James:　_____

　　　Dad:　Maybe we can go together.

　　　(A)　True. I really want to enjoy myself at the party.

　　　(B)　Which party are you voting for, again?

　　　(C)　You're right. I really should make the effort.

　　　(D)　I'll go next month when I have some time off work.

数　学

問題

29年度

$$\boxed{\text{A 日程}}$$

$\boxed{\text{I}}$　次の問 1 〜問 4 の空欄 $\boxed{(ア)}$ 〜 $\boxed{(フ)}$ に当てはまる整数を 0 〜 9 から 1 つ選び，該当する解答欄にマークせよ。ただし分数は既約分数で表せ。(45点)

問 1．方程式 $3^{2x+1} - 28 \cdot 3^x + 3^2 = 0$ の解は $x = - \boxed{(ア)}$ ，$\boxed{(イ)}$ である。

問 2．a を実数とする。関数 $y = x^2 - 2ax + 2a + 8$ の区間 $-1 \leqq x \leqq 2$ における最小値が

正となるような a の値の範囲は $- \dfrac{\boxed{(ウ)}}{\boxed{(エ)}} < a < \boxed{(オ)}$ である。

問 3．$0 \leqq x < 2\pi$ のとき，不等式 $-\sqrt{2} \leqq -\sqrt{3}\sin x + \cos x \leqq \sqrt{3}$ を満たす x の範囲は

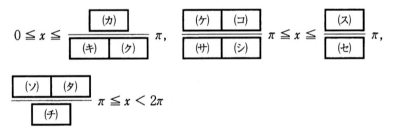

である。

問4．1個のサイコロを6回続けて投げるとき，3の倍数の目が2回以上出る確率は

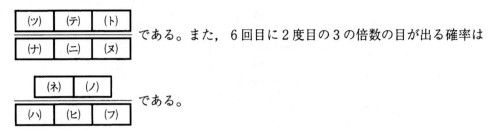 である。また， 6回目に2度目の3の倍数の目が出る確率は

$$\frac{(ネ)(ノ)}{(ハ)(ヒ)(フ)}$$ である。

Ⅱ　次の問 1 ～問 3 の空欄 (ア) ～ (ホ) に当てはまる整数を 0 ～ 9 から 1 つ選び，該当する
解答欄にマークせよ。ただし分数は既約分数で表せ。(55点)

問 1．5 で割ると 4 余り，7 で割ると 6 余るような 1000 以下の自然数の集合を S とする。

S には (ア) (イ) 個の自然数が含まれ，その中での最小の数は (ウ) (エ) である。
また，S に含まれる自然数全体の和は (オ) (カ) (キ) (ク) (ケ) である。

問 2．△ABC の辺 AB を 1：6 に内分する点を P，辺 AC を 4：3 に内分する点を Q，線分 BQ
と線分 CP の交点を R，直線 AR と辺 BC の交点を S とする。このとき，

$$\overrightarrow{AP} = \dfrac{\boxed{(コ)}}{\boxed{(サ)}}\ \overrightarrow{AB}, \qquad \overrightarrow{AR} = \dfrac{\boxed{(シ)}}{\boxed{(ス)}\ \boxed{(セ)}}\ \overrightarrow{AB} + \dfrac{\boxed{(ソ)}}{\boxed{(タ)}\ \boxed{(チ)}}\ \overrightarrow{AC}$$

が成り立ち，△CQR の面積は△ABC の面積の $\dfrac{\boxed{(ツ)}}{\boxed{(テ)}\ \boxed{(ト)}}$ 倍である。

問 3．点 (3，−3) から放物線 $C : y = \dfrac{1}{2}x^2 - 2x + 3$ に引いた 2 本の接線の方程式は

$$l_1 : y = - \boxed{(ナ)}\ x + \boxed{(ニ)}\ , \quad l_2 : y = \boxed{(ヌ)}\ x - \boxed{(ネ)}\ \boxed{(ノ)}$$

であり，l_1 と C の接点は $\left(\boxed{(ハ)}\ ,\ \boxed{(ヒ)}\right)$，$l_2$ と C の接点は $\left(\boxed{(フ)}\ ,\ \boxed{(ヘ)}\right)$ で
ある。

そして C と l_1，l_2 で囲まれる部分の面積は (ホ) である。

化 学

問題

29年度

$$\boxed{\text{A 日程}}$$

解答にあたって必要ならば，次の数値を用いよ。

原子量　H = 1.0, C = 12.0, N = 14.0, O = 16.0, Na = 23.0, S = 32.0, Cl = 35.5,

　　　　Fe = 56.0, Cu = 63.5, Zn = 65.0, Ag = 108.0, Pt = 195.0

気体定数　$R = 8.30 \times 10^3 \, \text{Pa} \cdot \text{L/(K} \cdot \text{mol)}$

$\boxed{\text{I}}$　次の文を読み，問1～7に答えよ。(25点)

　　窒素は，常温，常圧で無色，無臭の気体である。窒素は，常温では化学的に安定であるが，高温では酸素と反応して，一酸化窒素などの窒素酸化物を生じる。<u>一酸化窒素は，実験室では銅と希硝酸を反応させて得られる無色の気体である。</u>① 空気中では，一酸化窒素は酸素と容易に反応し，二酸化窒素になる。<u>二酸化窒素は，$\boxed{1}$色の非常に有毒な気体で，銅と濃硝酸を反応させると発生する。</u>② 二酸化窒素は，水に溶けると硝酸になる。

　　硝酸は，工業的には次のようにして製造される。まず，アンモニアを空気と混合し，白金触媒を用いて800～900℃で加熱し，一酸化窒素へと酸化する。つぎに，<u>一酸化窒素をさらに二酸化窒素へと酸化した</u>③後，水に吸収させて硝酸に変える。この方法を$\boxed{\text{A}}$法という。

問1　$\boxed{1}$に該当する色をa～fから選んでマークせよ。

　　a．黄緑　　　b．赤褐　　　c．赤紫　　　d．淡黄　　　e．淡青　　　f．無

問2　$\boxed{\text{A}}$法に該当する硝酸の工業的製造方法をa～eから選んでマークせよ。

　　a．オストワルト　　　　　b．クメン　　　　　　c．接触

　　d．ソルベー　　　　　　e．ハーバー・ボッシュ

問3　下線部①の反応は，次の化学反応式で表される。a～dに該当する数字をそれぞれマークせよ。

　　$3\,\text{Cu} + \boxed{\text{a}}\,\text{HNO}_3 \longrightarrow \boxed{\text{b}}\,\text{Cu(NO}_3)_2 + \boxed{\text{c}}\,\text{NO} + \boxed{\text{d}}\,\text{H}_2\text{O}$

問4　下線部①および②の反応により発生する一酸化窒素および二酸化窒素の捕集方法として最も適するものをそれぞれa～cから選んでマークせよ。

　　a．上方置換　　　　　　b．下方置換　　　　　　c．水上置換

問5　銅 63.5 mg に過剰量の濃硝酸を反応させたときに発生する二酸化窒素の体積を標準状態で $\boxed{a}$. $\boxed{b}$ $\boxed{c}$ × $10^{-\boxed{d}}$ L と表すとき，a〜d に該当する数字をそれぞれマークせよ。ただし，反応は完全に進行し，二酸化窒素の溶液への溶解は無視できるものとする。

問6　下線部③の反応は，次の 2 つの化学反応式（1）および（2）で表される。a〜e に該当する数字をそれぞれマークせよ。

$\boxed{a}$ NO + O$_2$ $\longrightarrow$ $\boxed{b}$ NO$_2$　　　　…………（1）

$\boxed{c}$ NO$_2$ + H$_2$O $\longrightarrow$ $\boxed{d}$ HNO$_3$ + $\boxed{e}$ NO　…………（2）

問7　$\boxed{A}$ 法によりアンモニア 1.0 kg から得られる硝酸の質量を $\boxed{a}$. $\boxed{b}$ kg と表すとき，a および b に該当する数字をそれぞれマークせよ。ただし，$\boxed{A}$ 法の反応は完全に進行し，生成する一酸化窒素はすべて回収・再利用するものとする。

Ⅱ　次の文を読み，問 1 〜 6 に答えよ。（24点）

　純物質の状態（固体，液体，気体）は，温度と圧力により変化する。固体から液体への変化を融解，その逆を凝固と呼び，同様に液体から気体への変化を $\boxed{ア}$ ，その逆を $\boxed{イ}$ と呼ぶ。また，固体から気体への変化を $\boxed{ウ}$ と呼ぶ。物質が，さまざまな温度と圧力のもとでどのような状態をとるかを示した図を状態図と呼び，状態図は物質によって異なる。

　下図は水の状態図であり，ある温度と圧力の条件下において水分子がどのような状態をとるか知ることができる。いま，<u>圧力一定条件下（1.013×10^5 Pa）で氷 180 g を加熱し，温度を T_1 から T_4 まで変化させるとき</u>，線分 B−O と圧力（1.013×10^5 Pa）との交点での温度 T_2 において水分子は $\boxed{エ}$ として安定に存在している。また，線分 C−O と圧力（1.013×10^5 Pa）との交点での温度 T_3 において水分子は $\boxed{オ}$ として安定に存在している。

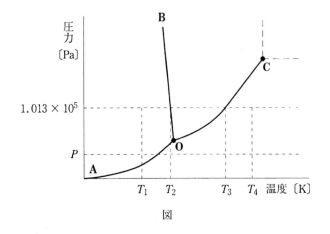

図

問 1　$\boxed{ア}$ 〜 $\boxed{ウ}$ に該当する語句をそれぞれ a 〜 e から選んでマークせよ。

　　a．昇華　　　b．凝集　　　c．凝縮　　　d．縮合　　　e．蒸発

問 2　図中の線分 C−O と点 C および点 O に該当する語句として正しい組み合わせはどれか。
　　a 〜 f から選んでマークせよ。

	線分 C−O	点 C	点 O		線分 C−O	点 C	点 O
a．	蒸気圧曲線	臨界点	三重点	b．	冷却曲線	三重点	臨界点
c．	蒸気圧曲線	限界点	臨界点	d．	冷却曲線	臨界点	限界点
e．	蒸気圧曲線	三重点	限界点	f．	冷却曲線	臨界点	三重点

問3　エ および オ に該当する水分子の状態をすべて含むものをそれぞれa～iから選んで
　　　マークせよ。

　　　a．気体　　　　　　　　b．液体　　　　　　　　c．固体

　　　d．固体と気体　　　　　e．固体と液体　　　　　f．液体と気体

　　　g．固体と液体と気体　　h．超臨界水　　　　　　i．固体と超臨界水

問4　図中の線分 B－O は負の傾きを示している。この理由として最も適するものをa～dから
　　　選んでマークせよ。

　　　a．氷の密度が水の密度より大きいため

　　　b．氷の密度が水の密度より小さいため

　　　c．氷の融解熱が水の凝固熱より大きいため

　　　d．氷の融解熱が水の凝固熱より小さいため

問5　下線部において，温度が T_2 になったときから T_3 を示すまでに必要な熱量は，
　　　a b c . d kJ であった。a～dに該当する数字をそれぞれマークせよ。ただし，氷
　　　の融解熱は 6.0 kJ/mol，水の蒸発熱は 41.0 kJ/mol，水 1 mol を 1 K 上昇させるのに必要な
　　　熱量は 75.9 J とする。また，加えた熱量はすべて水に吸収されるものとする。

問6　下線部と同様の操作を圧力 P で行ったとき，温度変化と熱量の関係を示すグラフとして
　　　最も適するものをa～fから選んでマークせよ。

a.
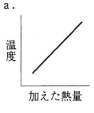

b.
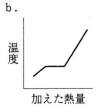

c.
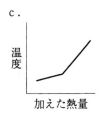

d.
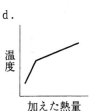

e.
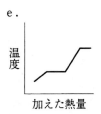

f.
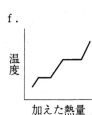

Ⅲ 次の文を読み，問 1 ～ 8 に答えよ。(27点)

　電解質の水溶液や融解液に 2 つの電極を入れて直流電流を流すと，電極表面で液中の物質やイオンまたは電極自身が酸化還元反応を起こす。これを電気分解という。電気分解では，外部電源の負極と接続した電極を陰極，正極と接続した電極を陽極といい，陽極では $\boxed{1}$ 反応，陰極では $\boxed{2}$ 反応が起こる。電気分解による生成物の化学エネルギーは，反応物より $\boxed{ア}$ 。

　電解槽Ⅰ，ⅡおよびⅢと直流電源，電流計を質量 3.0 g の電極 A～F を用いて図のように接続し，10.0 アンペアの一定電流で電気分解した。その結果，電極 B は，電気分解前に比べて 1.27 g 増加していた。また，電極 E の表面から発生した気体の体積は，標準状態で 336 mL であった。

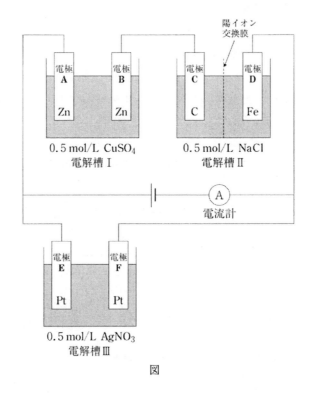

図

問 1　$\boxed{1}$ および $\boxed{2}$ に該当するものをそれぞれ a および b から選んでマークせよ。
　　a．酸化　　　　　　　b．還元

問 2　$\boxed{ア}$ に該当するものを a または b から選んでマークせよ。
　　a．高い　　　　　　　b．低い

問3　次のア〜ウの記述のうち，電気分解の原理を利用しているもののみをすべて含むものを
a〜gから選んでマークせよ。
ア．太陽電池による発電
イ．鉛蓄電池の充電
ウ．酸化アルミニウムの溶融塩電解

a．（ア，イ，ウ）　　b．（ア，イ）　　c．（ア，ウ）　　d．（イ，ウ）

e．ア　　　　　　　f．イ　　　　　　g．ウ

問4　電極 C, D および E から発生する気体をそれぞれ a〜f から選んでマークせよ。ただし，
必要ならば繰り返し選んでよい。
a．塩素　　　　　b．酸素　　　　　c．水素　　　　d．窒素
e．二酸化窒素　　f．二酸化炭素

問5　電極 C から発生する気体の体積を標準状態で $\boxed{a}$ $\boxed{b}$ $\boxed{c}$ mL と表すとき，a〜c に該当
する数字をそれぞれマークせよ。

問6　電気分解を行った通電時間を $\boxed{a}$ $\boxed{b}$ 分 $\boxed{c}$ $\boxed{d}$ 秒と表すとき，a〜d に該当する数字
をそれぞれマークせよ。ただし，ファラデー定数は，9.65×10^4 C/mol とする。

問7　電気分解後，電解槽 I〜III の電極をすべて取り出して合計の重さを測定したところ，電気
分解前に比べて $\boxed{a}$. $\boxed{b}$ $\boxed{c}$ g 増加した。a〜c に該当する数字をそれぞれマークせよ。

問8　電解槽 II の中央部分には陽イオン交換膜が取り付けられており，その両側にはそれぞれ
500 mL ずつ 0.500 mol/L の NaCl 溶液が入っている。電気分解後の陰極側の溶液の 25℃で
の pH に最も近い数値を a〜f から選んでマークせよ。ただし，25℃における水のイオン積
を 1.0×10^{-14} とする。また，$\log 2 = 0.30$，$\log 5 = 0.70$ とする。
a．12.3　　　b．12.6　　　c．12.9　　　d．13.3　　　e．13.6　　　f．13.9

IV　次の文を読み，問1〜7に答えよ。（24点）

　　同じ分子式 $C_4H_{10}O$ で表される化合物 A〜D がある。A〜D の性質を調べるために，以下の実験 I 〜 IV を行った。

　実験 I ：A〜C は金属ナトリウムと反応して ①気体を発生したが，D は金属ナトリウムと反応しなかった。

　実験 II ：A〜D をそれぞれ硫酸で酸性にした $KMnO_4$ 溶液に加えたところ，A はカルボン酸 E に，B はケトン F に変化した。また，C および D は反応しなかった。

　実験 III ：A〜C の沸点は A が最も高く，B，C の順に低かった。また，②D の沸点は A〜C に比べて著しく低かった。

　実験 IV ：③エタノールと濃硫酸の混合物を 130℃に加熱すると，D が得られた。

問1　分子式 $C_4H_{10}O$ で表される化合物には ア 個の構造異性体が存在する。 ア に該当する数字を選んでマークせよ。

問2　A 148 mg を完全燃焼させたとき，燃焼反応に消費される酸素の体積（標準状態）は イ mL である。 イ に最も近い数値を a〜f から選んでマークせよ。
　　a．112　　　　b．179　　　　c．224　　　　d．269　　　　e．336　　　　f．448

問3　次のア〜エの操作のうち，下線部①の気体を発生するもののみをすべて含むものを a〜n から選んでマークせよ。
　　ア．室温で亜鉛の単体に水酸化ナトリウム水溶液を加える。
　　イ．固体の炭酸水素ナトリウムを熱分解する。
　　ウ．カルシウムの単体に冷水を加える。
　　エ．炭酸水素ナトリウム水溶液に塩酸を加える。

　　a．（ア，イ，ウ）　　b．（ア，イ，エ）　　c．（ア，ウ，エ）　　d．（イ，ウ，エ）
　　e．（ア，イ）　　　　f．（ア，ウ）　　　　g．（ア，エ）　　　　h．（イ，ウ）
　　i．（イ，エ）　　　　j．（ウ，エ）　　　　k．ア　　　　　　　　l．イ
　　m．ウ　　　　　　　　n．エ

問4　下線部②について，沸点に差が生じる原因として最も関連深いものをa〜cから選んでマークせよ。

　　a．イオン結合　　　　　b．水素結合　　　　　　c．ファンデルワールス力

問5　Fの化学構造式を次のように表すとき，ア　および　イ　に該当する原子あるいは原子団をそれぞれa〜eから選んでマークせよ。ただし，式量の大きさは　ア　＞　イ　とする。

$$
\boxed{ア} - \overset{\overset{O}{\|}}{C} - \boxed{イ}
$$

　　a．H　　　　　　　　　　　b．CH$_3$　　　　　　　　　　c．CH$_2$CH$_3$
　　d．CH$_2$CH$_2$CH$_3$　　　　e．CH(CH$_3$)$_2$

問6　下線部③の反応を行ったところ，D 111 gが得られた。反応したエタノールの質量を　a　b　c　gと表すとき，a〜cに該当する数字をそれぞれマークせよ。

問7　B，C，DおよびFのうち，ヨードホルム反応に陽性な化合物のみをすべて含むものをa〜nから選んでマークせよ。

　　a．(B, C, D)　　　　　b．(B, C, F)　　　　　c．(B, D, F)
　　d．(C, D, F)　　　　　e．(B, C)　　　　　　f．(B, D)
　　g．(B, F)　　　　　　h．(C, D)　　　　　　i．(C, F)
　　j．(D, F)　　　　　　k．B　　　　　　　　l．C
　　m．D　　　　　　　　n．F

英　語

解答　29年度

I

〔解答〕

問1

(1) (A)　(2) (C)　(3) (B)　(4) (B)

(5) (D)　(6) (C)　(7) (A)　(8) (A)

(9) (C)

問2

(1) (D)　(2) (A)　(3) (B)　(4) (A)

(5) (D)

〔出題者が求めたポイント〕

語彙　内容一致

問1

(1) (A)〜を生みだした　(B)〜を非難した
　　(C)〜を確認した　(D)〜を訂正した

(2) (A)後に続いた　(B)〜を覆った　(C)動いた
　　(D)現れた

(3) (A)一定の　(B)正確な　(C)直接の　(D)特定の

(4) (A)存在した　(B)困惑した　(C)おびえた
　　(D)驚いた

(5) (A)起こる　(B)増える　(C)減る　(D)異なる

(6) (A)開けられた　(B)除去された　(C)結合した
　　(D)分けられた

(7) (A)機能した　(B)形成された　(C)遊んだ
　　(D)進歩した

(8) (A)作品　(B)小包　(C)出来事　(D)贈り物

(9) (A)〜をさらした　(B)〜を占めた
　　(C)〜に到達した　(D)〜を適用した

問2

(1) 1段落によれば、以下のどの選択肢が正しいか。

　(A)木片から成る時計はどんな天気でも役に立った。

　(B)木片から成る時計は日時計が人気になった後で開
　　発された。

　(C)木片から成る時計に表示される時刻は日時計に表
　　示される時刻よりも正確だった。

　(D)木片から成る時計も日時計も共に日光と影を利用
　　した。

(2) 2段落によれば、以下のどの選択肢が正しいか。

　(A)ロウソク時計は世界の様々な地域で利用された。

　(B)ロウソク時計で時間を計るには少なくとも2本の
　　ロウソクが必要だった。

　(C)水時計と砂時計の両方で水が用いられた。

　(D)砂時計は、中国、日本、イラク、ギリシャで最も
　　普及していた。

(3) 3段落と4段落によれば、以下のどの選択肢が正し
　いか。

　(A)水時計は約1000年前に発明された。

　(B)時計の芸術的側面と機械的側面の両方が時を経る
　　につれて向上した。

　(C)約1000年前、アラビア人の技師が最初の機械時

計を作った。

　(D)機械時計はアラブ諸国でよく売れた。

(4) 4段落と5段落によれば、以下のどの選択肢が正し
　いか。

　(A)機械時計は毎日ねじを巻く必要があった。

　(B)機械時計は文字盤上に季節を表示した。

　(C)機械時計は1つの文字盤上に時、分、秒を表示し
　　た。

　(D)最新の機械時計のみが電気を生みだすことが出来
　　る。

(5) 本文全体に関して、以下の選択肢のうち正しくない
　ものはどれか。

　(A)最初期の時計は自然にある素材を用いて時間を
　　測った。

　(B)人間は長い時間をかけて正確な時間を測る技術を
　　発達させた。

　(C)大昔から、さまざまな文化が、より実用的な時計
　　を生みだしてきた。

　(D)機械時計はバッテリーあるいは電気を動力源とす
　　る時計よりも後に生み出された。

〔全訳〕

1．約4千年前、古代エジプト人は12時間制を(1)生み
出した。彼らは1日を12時間2組に分けた。最も初
期の時計は太陽の影を用いて1日の時間を示した。長
い木片に目盛りが刻まれ、時間を表した。短い木片が
長い木片の片方の端に置かれた。太陽が空を(2)移動
すると、短い木片が長い木片に影を生み出した。この
影が時間を表示した。この時間の表示方法は役に立つ
ものであったが、あまり(3)正確でなかった。後に、
円形の日時計が生み出された。日時計も太陽の影を用
いるものであったが、木片の時計よりも正確だった。
日時計は晴れた日には時間を計ることができた。しか
し、それらは夜間や太陽が雲に覆い隠された時には機
能しなかった。また、日時計上の時刻が季節とともに
(5)変化することに気づき、人々は(4)困惑した。

2．長い年月に渡って、日中と夜間に時間を計るために
さまざまな種類の時計が生み出された。古代の中国、
日本、イラクではロウソク時計が用いられた。ロウソ
クの燭台が目盛りによって区切られ、時間を表した。
ロウソクが燃えると、何時間経ったかを目盛りが示し
た。ギリシャ人は、二つのガラスの器から成る水時計
を使用した。器は小さな穴を通じて(6)連結していた。
上の器は水で満たされていた。水がゆっくりと穴を
通って下の器に流れ込んだ。下の器には目盛りが刻ま
れ時間を表示し、それによって時間を計った。砂時計
は同じような方法で機能した。異なっていたのは、上
の器から下の器に移動するのが砂だということであっ
た。水時計と砂時計は時間を計る上で十分に(7)機能
した。

3．やがて時計は素晴らしい美術(8)品へと発展を遂げ

た。時計は美しい木製の箱の中に納められた。箱には花や鳥の絵が描かれた。約千年前に、アラビア人の技師が水時計に機械的な仕掛けを加えた。彼は落下する水を用いて歯車を回し、ドアを開けたりベルを鳴らしたりした。これらの機械仕掛けから、後に技師たちは機械時計を開発する着想を得た。

4．機械時計が初めて登場したのは約 800 年前の中国であった。この発想は他の地域に(9)広まった。機械時計は毎日道具を使ってねじを巻く必要があった。それは内部にバネと歯車の複雑な機構を持っていた。歯車が時計の前面の文字盤を回した。最も初期の機械時計は一つしか文字盤がなく時のみを示した。後にもう一つの文字盤が加えられ、分を示した。

5．ほとんどの現代の時計はバッテリーあるいは電気を動力としている。それらは時、分、秒を表示する。正確な時刻を知ることは、私たちの複雑化した世界において重要である。

Ⅱ
〔解答〕
1. (D)　2. (B)　3. (C)　4. (B)　5. (C)
6. (B)　7. (D)　8. (B)　9. (C)　10. (D)
11. (A)　12. (C)　13. (D)　14. (D)　15. (A)
16. (B)
〔出題者が求めたポイント〕
文法　語法　語彙　熟語
1.「ジャックと私は計画の変更について議論した」discuss は他動詞で「〜について議論する」
2.「私は 10 年前に会議で彼に会ったことを覚えている」< remember 〜 ing >「〜したことを覚えている」
3.「将来のためにいくらかのお金を貯蓄しておくことは常に重要である。何が起こるか誰にも分からない」< lay aside >「〜を(将来のために)取っておく」
4.「彼らは、もし天気が良ければ、今週末にハイキングに行くことを計画している」条件を表す副詞節中では未来のことでも現在形。
5.「私達は急いでいる。6 時までにこれを終えてしまわなければいけない」by は、ある期限までの動作の完了を表す。一方 until はある時点までの動作や状態の継続を表す。
6.「まもなくクリスはやって来るだろう。そうしたら私達はパーティーを始められる」< it will not be long before 〜 >「まもなく〜だろう」
7.「そのコンサートについて、詳しくはあなたがチケットを買ったチケット売り場に問い合わせなさい」全体の構造は< ask A for B >「A に B を求める」下線部から ticket までは the ticket office の修飾節。下線部の後ろは完全文なので下線部には関係副詞が入る。
8.「地元のレストランについてアドバイスをいただけませんか」advice は不可算名詞。選択肢の内、不可算名詞を修飾出来るのは some のみ。
9.「どうしたらあなたがあんな人に耐えられるのか分からない。私ならすぐにカッとなるだろう」< put up

with 〜 >「〜に耐える」
10.「いろいろとご尽力いただきまして、先生には大変感謝しております」< owe A a lot for 〜 >「〜のことで A に大変感謝している」
11.「バスが完全に停車するまでは席を立たないでください」seat「〜を着席させる」be seated「着席している」remain seated「着席したままでいる」
12.「何が起ころうとも、しっかりと先に進み続けなさい」< no matter what V'>「何が V'しようとも」< no matter if S' V'>「たとえ S'が V'しようとも」< no matter when S' V'>「いつ S'が V'しようとも」
13.「1 日に 1 時間の運動は健康を保つ最善の方法の 1 つだ」< one of the 最上級＋複数名詞>「最も〜な複数名詞の 1 つ」
14.「ポールとアリスは 2 人ともかつてセントラルパークの近くに住んでいた」< close to 〜 >「〜の近くに」
15.「中には新しい環境に慣れるのを大変だと思う人もいる」< find it C to do 〜 >「〜するのを C だと思う」V + O + C の O が不定詞の場合、必ず< V + it + C + to do 〜 >の形にする。
16.「新しい免許証をもらうためには、全員この書類に記入しなければいけない」< fill out >「(書類など)に書き込む」

Ⅲ
〔解答〕
1. 1(G)　2(C)　3(A)　2. 4(G)　5(B)　6(A)
3. 7(D)　8(C)　9(G)　4. 10(C)　11(G)　12(E)
5. 13(A)　14(E)　15(C)
〔出題者が求めたポイント〕
語句整序
1. 完成文 = I have no idea where he lives or what he does.
< have no idea ＋疑問詞節>≒ don't know ＋疑問詞節
2. 完成文 = How many more stops are there until we get to the aquarium?
< how many more ＋複数名詞>「あといくつの複数名詞」
3. 完成文 = Shota speaks English fluently, as if it were his mother tongue.
< as if S' ＋過去形>「まるで〜であるかのように」be 動詞の場合は原則 were にする。
mother tongue「母語」
4. 完成文 = There is no one who doesn't look forward to summer vacation.
< look forward to 〜 >「〜を楽しみに待つ」

5. 完成文 = Seeing that movie is almost like taking a trip to Paris.

like はここでは前置詞で「〜のような」の意味。

almost like「ほとんど〜のような」⇒「〜も同然」

IV

〔解答〕

1.（B） 2.（B） 3.（C） 4.（A） 5.（C）

〔出題者が求めたポイント〕

会話文

1. 医師：さて、どうされましたか。

患者：背中が痛いんです。おそらく数日前に家具を動かしたからだと思うんですが。

医師：大したことが無いことを確認するために X 線写真を撮りたいのですが。

患者：ありがとうございます、先生。

（A）どうやってここに来たの？

（B）どうされましたか

（C）どこに問題があると思いましたか。

（D）いつそこに到着したのですか。

2. 母親：新しいレシピでケーキを焼いたわよ。

娘：すごい！ 食べてもいい？

母親：ちょっと待って。冷まさないといけないから。

娘：待ちきれないわ。

（A）どこでそのレシピを手に入れたのですか。

（B）食べてもいい？

（C）手伝おうか？

（D）どれくらいかかったの？

3. ジュリー：何でこんなに遅刻したの？ 皆があなたを待ってるよ。

スティーブ：駐車場所がなかなか見つからなかったんだよ。

ジュリー：車で来なければよかったのに。

スティーブ：うん、そうすべきじゃなかった。大阪の繁華街は本当に混雑しているよ。

＜ should not have 過去分詞＞「〜すべきじゃなかったのに」（過去に対する後悔）

（A）もっと早く言ってくれればよかったのに。

（B）あなたは車の運転があまり上手でないと私は思う。

（C）車で来なければよかったのに。

（D）確かにあの公園は本当に混んでるよね。

4. リョウ：これ全部捨てるの？

ジャスティン：うん、香港の自宅まで持って帰れないからね。

リョウ：この電気スタンドもらってもいい？

ジャスティン：もちろん。どうぞ。

（A）この電気スタンドをもらってもいい？

（B）この電気スタンドは君の家族のものかい？

（C）この電気スタンドはいくらですか？

（D）この電気スタンドを買うつもりですか。

5. 父親：明日忘れずに投票するんだぞ。

ジェイムズ：そんな気分じゃないよ。どの政党も同じことを言ってる。

父親：政府を選ぶにあたって、意思表示をすることは重要なことだ。

ジェイムズ：その通りだね。絶対にそれくらいのことはすべきだ。

父親：明日一緒に行こうか。

（A）確かに。私はパーティーで心から楽しみたい。

（B）どの政党に投票するか、もう一度言ってもらえませんか。

（C）その通りだね。絶対にそれくらいの努力はすべきだ。

（D）来月仕事が休みの時に行くよ。

数 学

解答

29年度

I

〔解答〕

問1

ア	イ
1	2

問2

ウ	エ	オ
9	4	6

問3

カ	キ	ク	ケ	コ	サ	シ	ス	セ	ソ	タ	チ
5	1	2	1	1	1	2	2	3	1	1	6

問4

ツ	テ	ト	ナ	ニ	ヌ	ネ	ノ	ハ	ヒ	フ
4	7	3	7	2	9	8	0	7	2	9

〔出題者が求めたポイント〕

問1：指数方程式

$3^x = t(t>0)$ とおき，与方程式を t の2次方程式に変形してから解く。

問2：2次関数の最小値

a を x の定義域の左側，定義域内，右側に場合分けして考える。

問3：三角不等式

$\sin x$ と $\cos x$ が共に1次で角度が同じなので合成する。

問4：余事象を利用した確率

3の倍数が2回以上出る確率は，全体から3の倍数が1回も出ない確率と3の倍数が1回だけ出る確率を引けば求まる。また，6回目に2度目の3の倍数が出る確率は，5回目までに3の倍数が1回出て6回目に3の倍数が出ればよい。

〔解答のプロセス〕

問1 　$3^{2x+1} - 28 \cdot 3^x + 3^2 = 3^{2x} \cdot 3 - 28 \cdot 3^x + 9 = 0$

$3^{2x} = (3^x)^2$ だから $3^x = t(t>0)$ とおくと，

$3t^2 - 28t + 9 = 0$ より $t = \dfrac{1}{3}$, $9(t>0$ を満たす$)$

$\dfrac{1}{3} = 3^{-1}$, $9 = 3^2$ だから, $t = 3^x = 3^{-1}$, 3^2 より

$x = -1$, 2 ……答

問2 　$y = f(x) = x^2 - 2ax + 2a + 8$

　　　　$= (x-a)^2 - a^2 + 2a + 8$ とおく。

$-1 \leqq x \leqq 2$ だから，グラフより $a < -1$ の時は $x = -1$, $-1 \leqq a \leqq 2$ の時は $x = a$, $2 < a$ の時は $x = 2$ で最小値をとる。

i）$a < -1$

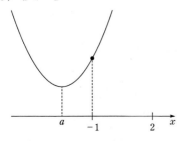

ii）$-1 \leqq a \leqq 2$

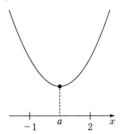

iii）$2 < a$

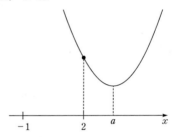

i）$a < -1$ の時

最小値は $f(-1) = 4a + 9$ だから，$4a + 9 > 0$ より

$-\dfrac{9}{4} < a$

$a < -1$ だから $-\dfrac{9}{4} < a < -1$ ……①

ii）$-1 \leqq a \leqq 2$ の時

最小値は $f(a) = -a^2 + 2a + 8$ だから，

$-a^2 + 2a + 8 > 0$ より $-2 < a < 4$

$-1 \leqq a \leqq 2$ だから $-1 \leqq a \leqq 2$ ……②

iii）$2 < a$ の時

最小値は $f(2) = -2a + 12$ だから，

$-2a + 12 > 0$ より $a < 6$

$2 < a$ だから $2 < a < 6$ ……③

①，②，③より $-\dfrac{9}{4} < a < 6$ ……答

問3 　$-\sqrt{3} \sin x + \cos x = 2\left(-\dfrac{\sqrt{3}}{2} \sin x + \dfrac{1}{2} \cos x\right)$

　　　　　　　　　$= 2\sin\left(x + \dfrac{5}{6}\pi\right)$ だから，

$-\sqrt{2} \leqq 2\sin\left(x + \dfrac{5}{6}\pi\right) \leqq \sqrt{3}$ より

$-\dfrac{\sqrt{2}}{2} \leqq \sin\left(x + \dfrac{5}{6}\pi\right) \leqq \dfrac{\sqrt{3}}{2}$

ここで，$0 \leqq x \leqq 2\pi$ より $\dfrac{5}{6}\pi \leqq x + \dfrac{5}{6}\pi < \dfrac{17}{6}\pi$

図より

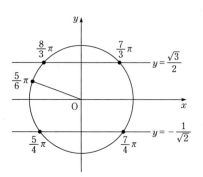

$$\frac{5}{6}\pi \leqq x + \frac{5}{6}\pi \leqq \frac{5}{4}\pi,$$

$$\frac{7}{4}\pi \leqq x + \frac{5}{6}\pi \leqq \frac{7}{3}\pi,$$

$$\frac{8}{3}\pi \leqq x + \frac{5}{6}\pi < \frac{17}{6}\pi$$

よって，$0 \leqq x \leqq \frac{5}{12}\pi,\ \frac{11}{12}\pi \leqq x \leqq \frac{2}{3}\pi,$

$$\frac{11}{6}\pi \leqq x < 2\pi \quad \cdots\cdots 答$$

問4　3の倍数が出る確率は $\frac{2}{6} = \frac{1}{3}$，3の倍数が出な

い確率は $1 - \frac{1}{3} = \frac{2}{3}$

3の倍数が1回も出ない確率は $\left(\frac{2}{3}\right)^6 = \frac{64}{729}$

3の倍数が1回だけ出る確率は ${}_6C_1 \cdot \frac{1}{3} \cdot \left(\frac{2}{3}\right)^5 = \frac{192}{729}$

よって，求める確率は

$$1 - \left(\frac{64}{729} + \frac{192}{729}\right) = \frac{473}{729} \quad \cdots\cdots 答$$

また，5回目までに3の倍数が1回だけ出る確率は

$${}_5C_1 \cdot \frac{1}{3} \cdot \left(\frac{2}{3}\right)^4 = \frac{80}{243}$$

6回目は3の倍数が出るから

$$\frac{80}{243} \times \frac{1}{3} = \frac{80}{729} \quad \cdots\cdots 答$$

Ⅱ
〔解答〕

問1

ア	イ	ウ	エ	オ	カ	キ	ク	ケ
2	8	3	4	1	4	1	8	2

問2

コ	サ	シ	ス	セ	ソ	タ	チ	ツ	テ	ト
1	7	1	1	5	8	1	5	1	3	5

問3

ナ	ニ	ヌ	ネ	ノ	ハ	ヒ	フ	ヘ	ホ
2	3	4	1	5	0	3	6	9	9

〔出題者が求めたポイント〕
問1：1次不定方程式
　求める自然数を N とすると，m，n を自然数として5で割ると4余ることから $N = 5m - 1$，7で割ると6

余ることから $N = 7n - 1$ とおける。そこから5と7が互いに素であることを利用して1次不定方程式 $5m - 1 = 7n - 1$ を解く。

問2：交点の位置ベクトルと面積比
　$BR : RQ = s : 1 - s$，$PR : RC = 1 - t : t$ とおいて，$\overrightarrow{AR}$ を2通りに表して s と t を求める。
　また面積比は辺の比を利用する。

問3：接線の方程式と面積
　接点の座標を $\left(t,\ \frac{1}{2}t^2 - 2t + 3\right)$ として接線の方程式を求める。それに与えられている座標を代入すれば t の値が求まり，接線の方程式と接点の座標が求まる。また放物線と2接線で囲まれた部分の面積を S，放物線の2次の係数を a，接点の x 座標を α，$\beta\ (\alpha < \beta)$ とすると $S = \frac{|a|}{12}(\beta - \alpha)^3$ で求められる。

〔解答のプロセス〕
問1　求める自然数を N とする。5で割ると4余るから $N = 5m - 1$，7で割ると6余るから $N = 7n - 1$ とおける（m，n は自然数）ので，$5m - 1 = 7n - 1$ より $5m = 7n$。5と7は互いに素だから，m は7の倍数，n は5の倍数となり，k を自然数として $m = 7k$，$n = 5k$ となるから $N = 35k - 1$ である。したがって，$35k - 1 \leqq 1000$ を満たす自然数 k は28個あり，最小の N は34である。またその和は

$$\sum_{k=1}^{28}(35k - 1) = 35 \cdot \frac{1}{2} \cdot 28 \cdot (28 + 1) - 28$$
$$= 14182 \quad \cdots\cdots 答$$

参考
　5で割ると4余るから $N = 5m + 4$，7で割ると6余るから $N = 7n + 6$ しても解けるが，その場合は m，n，k は0以上の整数となるので個数を間違えやすい。また不定方程式も $5m + 4 = 7n + 6$ となり解くのがやや面倒である。

問2

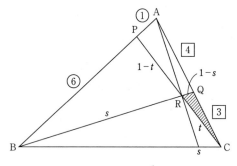

$AP : PB = 1 : 6$ だから，$\overrightarrow{AP} = \frac{1}{7}\overrightarrow{AB}$　$\cdots\cdots 答$

$BR : RQ = s : 1 - s$ とおくと，
$$\overrightarrow{AR} = (1 - s)\overrightarrow{AB} + s\overrightarrow{AQ}$$

$\overrightarrow{AQ} = \frac{4}{7}\overrightarrow{AC}$ だから

$$\overrightarrow{AR} = (1-s)\overrightarrow{AB} + \frac{4}{7}s\overrightarrow{AC} \quad \cdots\cdots ①$$

$PR : RC = 1-t : t$ とおくと，

$$\overrightarrow{AR} = t\overrightarrow{AP} + (1-t)\overrightarrow{AC}$$

$\overrightarrow{AP} = \frac{1}{7}\overrightarrow{AB}$ だから

$$\overrightarrow{AR} = \frac{1}{7}t\overrightarrow{AB} + (1-t)\overrightarrow{AC} \quad \cdots\cdots ②$$

ここで，$\overrightarrow{AB} \neq \vec{0}$, $\overrightarrow{AC} \neq \vec{0}$, $\overrightarrow{AB} \not\parallel \overrightarrow{AC}$ だから

①，②より $1-s = \frac{1}{7}t$ かつ $\frac{4}{7}s = 1-t$

よって $s = \frac{14}{15}$, $t = \frac{7}{15}$ だから①または②に代入して，

$$\overrightarrow{AR} = \frac{1}{15}\overrightarrow{AB} + \frac{8}{15}\overrightarrow{AC} \quad \cdots\cdots 答$$

$\triangle ABC : \triangle BCQ = AC : QC = 7 : 3 = 35 : 15$,

$\triangle CQR : \triangle BCQ = QR : BQ = 1 : 15$

よって$\triangle CQR : \triangle ABC = 1 : 35$ だから，$\triangle CQR$ の面

積は$\triangle ABC$ の面積の$\frac{1}{35}$ 倍　……答

問3

接点の座標を$\left(t, \frac{1}{2}t^2 - 2t + 3\right)$ とおくと，$y' = x - 2$

より接線の方程式は

$$y - \left(\frac{1}{2}t^2 - 2t + 3\right) = (t-2)(x-t) \text{ より}$$

$$y = (t-2)x - \frac{1}{2}t^2 + 3 \quad \cdots\cdots ①$$

①が$(3, -3)$ を通ることより，

$$-3 = (t-2) \cdot 3 - \frac{1}{2}t^2 + 3$$

よって$t = 0$, 6 より接点の座標は

$(0, 3)$, $(6, 9)$　……答

①に代入して

$l_1 : y = -2x + 3$, $l_2 : y = 4x - 15$　……答

l_1 と l_2 の交点は$(3, -3)$ だから，求める面積をS と

すると

$$S = \int_0^3 \left\{\frac{1}{2}x^2 - 2x + 3 - (-2x+3)\right\}dx$$

$$\qquad + \int_3^6 \left\{\frac{1}{2}x^2 - 2x + 3 - (4x-15)\right\}dx$$

$$= \frac{\left|\frac{1}{2}\right|}{12}(6-0)^3 = 9 \quad \cdots\cdots 答$$

注　記述式の面積を求める問題では必ず「(上の関数
　　−下の関数)を積分した式」を書くこと。

　　$S = \frac{|a|}{12}(\beta - \alpha)^3$ は計算過程で用いる。

化 学

解答

29年度

Ⅰ

〔解答〕

問1　b

問2　a

問3　⒜8　⒝3　⒞2　⒟4

問4　一酸化窒素…c

　　　二酸化窒素…b

問5　⒜4　⒝4　⒞8　⒟2

問6　⒜2　⒝2　⒞3　⒟2　⒠1

問7　⒜3　⒝7

〔出題者が求めたポイント〕

非金属元素（窒素の単体と化合物，オストワルト法）

〔解答のプロセス〕

問3

$$Cu \longrightarrow Cu^{2+} + 2e^- \qquad \times 3$$
$$\underline{HNO_3 + 3H^+ + 3e^- \longrightarrow NO + 2H_2O \qquad \times 2}$$
$$3Cu + 2HNO_3 + 6H^+ \longrightarrow 3Cu^{2+} + 2NO + 4H_2O$$

両辺に，$6NO_3^-$ を加えて，

$$3Cu + 8HNO_3 \longrightarrow 3Cu(NO_3)_2 + 2NO + 4H_2O$$

問4　NO は水に溶けにくい気体。

NO_2（分子量 46）は水に溶けて空気（平均分子量約 29）より重い気体。

問5　銅と濃硝酸の反応式

$Cu + 4HNO_3 \longrightarrow Cu(NO_3)_2 + 2NO_2 + 2H_2O$ より，

Cu 1 mol から，NO_2 は 2 mol 発生する。

$$\text{(発生する } NO_2) = \frac{63.5 \times 10^{-3}}{63.5} \times 2 \times 22.4$$
$$= 4.48 \times 10^{-2} \text{ (L)}$$

問6　オストワルト法は次の 3 つの式で表される。

① NH_3 と空気を混合し，白金触媒を用いて約 800℃ で加熱。

$$4NH_3 + 5O_2 \longrightarrow 4NO + 6H_2O$$

② NO は空気中の O_2 より自然に酸化される。

$$2NO + O_2 \longrightarrow 2NO_2$$

③ NO_2 を約 50℃ の温水に吸収させて HNO_3 を製造。

$$3NO_2 + H_2O \longrightarrow 2HNO_3 + NO$$

問7　問6の3つの式を（①＋②×3＋③×2）÷4 と計算し，まとめると，

$$NH_3 + 2O_2 \longrightarrow HNO_3 + H_2O$$

つまり，NH_3（分子量 17）1 mol から HNO_3（分子量 63）は 1 mol 得られる。

$$\text{(得られる硝酸)} = \frac{1.0}{17} \times 1 \times 63$$
$$= 3.70\cdots$$
$$\fallingdotseq 3.7 \text{ (kg)}$$

Ⅱ

〔解答〕

問1　㋐e　㋑c　㋒a

問2　a

問3　㋓e　㋔f

問4　b

問5　⒜1　⒝3　⒞5　⒟9

問6　b

〔出題者が求めたポイント〕

物質の三態（水の状態図）

〔解答のプロセス〕

問3

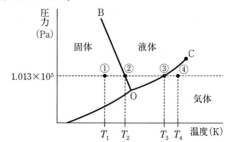

線分 B－O と 1.013×10^5 Pa との交点（上図の②）においては，水が融解しているので，固体と液体が共存。同様に上図の③では水の蒸発がおこっているので，液体と気体が共存。

問4　水が氷となるとき，1 個の水分子が 4 個の水分子と方向性を持った水素結合を形成する（正四面体構造）。この結晶は隙間が多いため，氷は水より密度が小さくなる。

よって，物質を加圧していくと，密度増加方向へ状態は変化するため，氷を加圧すると水への状態変化がおこる。すなわち，固体領域上部に液体領域があるので，線分 B－O は負の傾きとなる。

補足　融解曲線が負の傾きをもつのは，水，アンチモン Sb，ビスマス Bi など限られた物質である。

問5

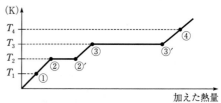

（点①～④は問3の解説の図中の番号に対応）

下線部にあるように，1.013×10^5 Pa の下で，T_1 から T_4 まで温度を変化させると，上図の① → ④まで変化する。

T_2 になったとき（点②）から，T_3 を示すまで（点③）に必要な熱量は，

② → ②′（氷の融解熱）

$$6.0 \text{ (kJ/mol)} \times \frac{180}{18} \text{ (mol)} = 60 \text{ (kJ)}$$

②′ → ③（水 T_2K（0℃）から T_3K（100℃）まで上昇）

$$75.9 \text{ (J/mol・K)} \times \frac{180}{18} \text{ (mol)} \times (100 - 0) \text{ (K)}$$

$$= 75.9 \times 10^3 \text{ (J)} \longrightarrow 75.9 \text{ (kJ)}$$

よって，求める熱量は

$$60 + 75.9 = 135.9 \text{ (kJ)}$$

補足　問題文に「T_3 を示すまで」とあるので，「T_3 を示す瞬間まで」つまり上図の点③と解釈した。なお，「T_3 を示す気体となるまで」と解釈するのであれば，
③ → ③′（水の蒸発熱）

$$41.0 \text{ (kJ/mol)} \times \frac{180}{18} \text{ (mol)} = 410 \text{ (kJ)}$$

この分，さらに熱量が必要となる。

問6　圧力Pの下では，液体を経ることなしに固体から直接気体となる（昇華）。加えた熱量が固体から気体への状態変化に使われているうちは，温度が一定となる。

Ⅲ

〔解答〕

問1　① a　② b

問2　a

問3　d

問4　電極 C…a　　電極 D…c
　　　電極 E…b

問5　a 4　b 4　c 8

問6　a 1　b 6　c 0　d 5

問7　a 6　b 4　c 5

問8　c

〔出題者が求めたポイント〕

電池と電気分解（直並列電解槽）

〔解答のプロセス〕

問1　陽極は，正極に電子を吸いとられる，つまり電子を失う反応がおこるので酸化反応。
陰極は，負極が放出した電子を受けとる反応がおこるので還元反応。

問2　電池は，酸化還元反応に伴って放出される化学エネルギーを電気エネルギーとして取り出す装置である。一方，電気分解は電池からの電気エネルギーを使って，強制的に酸化還元反応をおこす装置である。よって，
（反応物の化学エネルギー）<（生成物の化学エネルギー）

問3　「電気分解の原理」とは「電池からの電気エネルギーを使って，強制的に酸化還元反応をおこすこと」なので，自発的にはおこり得ない酸化還元反応を選べばよい。

ア．太陽光による発電は，光により励起された電子が，エネルギーの高い方から低い方へ移動することで，電流が流れる。

イ．鉛蓄電池の充電は外部電池を使って，放電とは逆向きの電子を強制的に流すことである。

ウ．酸化アルミニウムを氷晶石とともに加熱すると，融点が下がる。
　（陰極）$Al^{3+} + 3e^- \longrightarrow Al$
　（陽極）$C + O^{2-} \longrightarrow CO + 2e^-$
　　　　　$C + 2O^{2-} \longrightarrow CO_2 + 4e^-$

問4　各極板の反応は次のようになる。

Ⅰ $\begin{cases} A \cdots（陽極）Zn \longrightarrow Zn^{2+} + 2e^- \\ B \cdots（陰極）Cu^{2+} + 2e^- \longrightarrow Cu \end{cases}$

Ⅱ $\begin{cases} C \cdots（陽極）2Cl^- \longrightarrow Cl_2 + 2e^- \\ D \cdots（陰極）2H_2O + 2e^- \longrightarrow H_2 + 2OH^- \end{cases}$

Ⅲ $\begin{cases} E \cdots（陽極）2H_2O \longrightarrow O_2 + 4H^+ + 4e^- \\ F \cdots（陰極）Ag^+ + e^- \longrightarrow Ag \end{cases}$

補足　問題文中には表記がないが，すべての電解液を水溶液と考えた。なお，電極 B は Zn なので，Cu の析出により溶け出し分極がおこる可能性があるが，本問ではおこらないと解釈した。

問5　電極 B の Cu 析出量より，

$$（Ⅰに流れたe^-）= \frac{1.27}{63.5} \times 2 = 0.040 \text{ (mol)}$$

電解槽ⅠとⅡは直列なので，Ⅱに流れたe$^-$も 0.040 mol。よって，

$$（発生する Cl_2）= 0.040 \times \frac{1}{2} \times 22.4 \times 10^3$$
$$\underset{Cl_2 \text{ (mol)}}{}$$
$$= 448 \text{ (mL)}$$

問6　電極 E で発生した O$_2$ の体積より，

$$（Ⅲに流れたe^-）= \frac{336 \times 10^{-3}}{22.4} \times 4$$
$$= 0.060 \text{ (mol)}$$

電解槽Ⅰ，ⅡとⅢは並列なので，電池より流れたe$^-$は，

$$0.040 + 0.060 = 0.10 \text{ (mol)}$$

$Q = I \text{ (A)} \times t \text{ (sec)} = e^- \text{ (mol)} \times F \text{ (C/mol)}$ より，

$$10.0 \text{ (A)} \times t \text{ (sec)} = 0.10 \text{ (mol)} \times 9.65 \times 10^4 \text{ (C/mol)}$$
$$t = 9.65 \times 10^2 \text{ (sec)}$$

よって，965 秒は 16 分 5 秒に相当。

問7　電極の質量が変化するのは，電極 A, B, F である。

電極 A…（とけた Zn）$= 0.040 \times \frac{1}{2} \times 65.0 = 1.30 \text{ (g)}$
$\underset{e^- \text{ (mol)}}{}$

電極 B…（析出した Cu）$= 1.27 \text{ (g)}$

電極 F…（析出した Ag）$= 0.060 \times 1 \times 108 = 6.48 \text{ (g)}$
$\underset{e^- \text{ (mol)}}{}$

$$（質量変化の合計）= -1.30 + 1.27 + 6.48$$
$$= 6.45 \text{ (g)} 増加$$

問8　陽イオン交換膜に隔てられているので，陰極で生じた OH$^-$は電極 D 側（500 mL）内に残る。D の反応式より，

$$（生じた OH^-）= 0.040 \times 1 = 0.040 \text{ (mol)}$$
$$\underset{e^- \text{ (mol)}}{}$$

なので，

$$[OH^-] = \frac{0.040}{0.500} = 8.0 \times 10^{-2} \text{ (mol/L)}$$

$$pOH = -\log_{10}[OH^-]$$

$$= -\log_{10} 8 \times 10^{-2}$$
$$= 2 - 3\log_{10} 2 = 1.1$$
$$\therefore \quad pH = 14 - pOH = 12.9$$

Ⅳ

〔解答〕

問1　7

問2　d

問3　f

問4　b

問5　⑦ c　④ b

問6　ⓐ 1　ⓑ 3　ⓒ 8

問7　g

〔出題者が求めたポイント〕

脂肪族有機化合物（$C_4H_{10}O$ の構造決定）

〔解答のプロセス〕

問1　一般式 $C_nH_{2n+2}O$ で表される化合物は飽和一価の
　　　アルコールかエーテルである。

$$\begin{array}{cc} & C \\ C-C-C-C & C-C-C \\ ②① & ④③ \end{array}$$

　　　①～④の位置にそれぞれ −OH を結合させた 4 種のア
　　ルコールが考えられる。

$$\begin{array}{cc} & C \\ C-C-C-C & C-C-C \\ ⑥⑤ & ⑦ \end{array}$$

　　　⑤～⑦の位置に −O− を挿入すると 3 種のエーテルが
　　考えられる。
　　　合計 7 個の構造異性体が存在する。
　　　なお，立体異性体は数えないことに注意する。

問2　$C_4H_{10}O + 6O_2 \longrightarrow 4CO_2 + 5H_2O$ より，
　　　（分子量 74）

$$\text{（消費される } O_2) = \frac{148 \times 10^{-3}}{74} \times 6 \times 22.4 \times 10^3$$
$$\text{A (mol)} \quad O_2 \text{ (mol)}$$
$$= 268.8$$
$$\fallingdotseq 269 \text{ (mL)}$$

問3　金属ナトリウムと反応するのはアルコールで，
　　　　$2R-OH + 2Na \longrightarrow 2R-ONa + H_2\uparrow$
　　の反応より，発生する気体は水素。
　　ア：$Zn + 2NaOH + 2H_2O \longrightarrow Na_2[Zn(OH)_4] + \underset{\sim}{H_2}\uparrow$
　　イ：$2NaHCO_3 \longrightarrow Na_2CO_3 + CO_2\uparrow + H_2O$
　　ウ：$Ca + 2H_2O \longrightarrow Ca(OH)_2 + \underset{\sim}{H_2}\uparrow$
　　エ：$NaHCO_3 + HCl \longrightarrow NaCl + \underset{\sim}{H_2O} + CO_2\uparrow$

問4　実験Ⅰより，
　　　　A ～ C はアルコール。D はエーテル
　　とわかる。
　　　アルコールはヒドロキシ基の部分に極性があるため，
　　分子間に水素結合がはたらく。

問5　問1の解説より，

①1 級

$$\begin{array}{c} C-C-C-C \\ | \\ OH \end{array}$$

②2 級

$$\begin{array}{c} C-C-C-C \\ | \\ OH \end{array}$$

③1 級

$$\begin{array}{c} C \\ | \\ C-C-C \\ | \\ OH \end{array}$$

④3 級

$$\begin{array}{c} C \\ | \\ C-C-C \\ | \\ OH \end{array}$$

実験Ⅱより

$$A \xrightarrow{KMnO_4} \text{カルボン E} \quad \text{より，A は 1 級。}$$
$$B \xrightarrow{KMnO_4} \text{ケトン F} \quad \text{より，B は 2 級の②の構造。}$$

C は酸化されなかったことより，3 級の④の構造。

Ⓑ
$$\begin{array}{c} CH_3-CH_2-CH-CH_3 \\ | \\ OH \end{array}$$

$$\xrightarrow{\text{酸化}} \quad Ⓕ \quad \begin{array}{c} CH_3-CH_2-C-CH_3 \\ \| \\ O \end{array}$$

問6　実験Ⅳの反応は，

$$\underset{\text{（分子量 46）}}{2C_2H_5OH} \xrightarrow[\text{（130℃）}]{\text{分子間脱水}} \underset{Ⓓ}{C_2H_5OC_2H_5} + H_2O$$

（ジエチルエーテル）

$$\text{（反応したエタノール）} = \frac{111}{74} \times 2 \times 46$$
$$\text{D (mol)}$$
$$= 138 \text{ (g)}$$

問7　ヨードホルム反応陽性の化合物は，

$$\begin{array}{c} \boxed{CH_3-CH}R \\ | \\ OH \end{array} \quad \text{または} \quad \begin{array}{c} \boxed{CH_3-C}R \\ \| \\ O \end{array}$$

の構造をもつ。（R は炭素か水素）

Ⓑ
$$\begin{array}{c} CH_3-CH_2-\boxed{CH-CH_3} \\ | \\ OH \end{array}$$

Ⓒ
$$\begin{array}{c} CH_3 \\ | \\ CH_3-C-CH_3 \\ | \\ OH \end{array}$$

Ⓓ　$CH_3-CH_2-O-CH_2-CH_3$

Ⓕ
$$\begin{array}{c} CH_3-CH_2-\boxed{C-CH_3} \\ \| \\ O \end{array}$$

よって，該当するのは，B と F。

平成28年度

問　題　と　解　答

英　語

問題

28年度

$$\boxed{\text{A 日程}}$$

$\boxed{\text{I}}$　次の英文を読み，設問に答えなさい。（38点）

1　　In the past, (1)<u>nearly</u> everything was made by hand. Craftspeople made cups, chairs, and other items that were both useful and beautiful. Over time, machines and factories became the main producers of goods. That has led to the disappearance of some handicrafts. Fortunately, many arts have been kept alive through public interest and (2)<u>passionate</u> supporters.

2　　One (3)<u>lost</u> art is the illuminated manuscript. Like all books in Europe up until 1450, illuminated manuscripts were made by hand. The words were first copied onto a page. Artisans* then added beautiful borders and illustrations. The first letter of the chapter was often made especially large and colorful. Paints made from natural materials provided the color, and thin strips of gold (called gold leaf) helped to bring the design to life. However, creating these (4)<u>treasures</u> was expensive and time-consuming. After the printing press was invented, fewer and fewer were made.

3　　A more recent art form lost to technology is the hand-painted theater poster. In the mid to late 20th century, going to the movies in Japan, Taiwan, and elsewhere had a special touch. Outside theaters, moviegoers could see large paintings advertising the newest films. To make a billboard painting, an artist started with a small movie poster. From that, he or she painted a much larger (5)version. The billboards (6)emphasized the main actors and actresses, whose names were painted in large letters. After just a few decades, though, this art form was replaced by large posters made with modern printing methods.

4   But all is not lost. People in many countries are still interested in handicrafts. They (7)pick up skills by attending classes and reading books, magazines, and websites. This has helped to (8)preserve arts such as pottery and jewelry making. At arts and crafts shows, craftspeople sell their goods and chat with shoppers, just as they did 1,000 years ago. Governments are also helping. For example, the Crafts Council of India helps craftspeople find new selling opportunities. Many of them meet up once a year at the Kamala Show to share ideas and sell their goods.

5   Modern technology has influenced our lives in many positive ways. Yet people still appreciate the personal touch of a handmade craft. Making and buying traditional crafts are excellent ways to (9)celebrate one's culture and keep it alive. It's a shame that not all lost arts can be brought back. But even when they die out, museums give us a chance to appreciate the care and effort that went into them.

(Source: *Reading Pass 3*, Nan'un-do, 2014)

（注） artisan*　職人，熟練工

問1　下線部(1)〜(9)の語句の文中での意味として最も適切なものを，(A)〜(D)の中から一つ選びなさい。

(1)　(A) barely　　(B) almost　　(C) closely　　(D) anymore

(2)　(A) pleasant　(B) silent　　(C) enthusiastic　(D) dull

(3)　(A) forgotten　(B) historical　(C) secret　　(D) essential

(4)　(A) resources　(B) art works　(C) advantages　(D) paint brushes

(5)　(A) property　(B) literature　(C) evidence　　(D) copy

(6)　(A) took care of　　　　　　(B) drew attention to

　　　(C) made fun of　　　　　　(D) looked up to

(7)　(A) overlook　(B) reveal　　(C) struggle　　(D) acquire

(8)　(A) save　　(B) pretend　　(C) reject　　(D) separate

(9)　(A) mention　(B) obtain　　(C) value　　(D) comprehend

問2　(1)〜(5)の英文の空所に入る最も適切なものを，(A)〜(D)の中から一つ選びなさい。

(1)　According to paragraph 1, _____

　　(A) all crafts died out because nobody cared about them.

　　(B) crafts sometimes disappeared because other ways to make the items were developed.

　　(C) newer items could be both useful and beautiful.

　　(D) making items by hand was no longer interesting to furniture makers.

(2)　Paragraph 2 is mainly about _____

　　(A) where books in Europe were made after 1450.

　　(B) how natural materials were used with the printing press.

　　(C) how very old hand-written books were beautifully decorated.

　　(D) how much it cost to print books with a printing machine.

(3) According to paragraph 3, _____

   (A) few movies came to Japan and Taiwan in the late 20th century.

   (B) billboards used to be much larger before the 20th century.

   (C) the craft of hand-painted posters was developed in the 20th century.

   (D) the latest films were advertised inside movie theater lobbies.

(4) Paragraph 4 is mainly about _____

   (A) how some people and governments are trying to keep crafts in existence.

   (B) which books and magazines to read about crafts.

   (C) how crafts are different from what they were 1,000 years ago.

   (D) where shoppers can purchase crafts online.

(5) According to paragraph 5, _____

   (A) people still enjoy purchasing handmade items.

   (B) handmade crafts have become a lost art.

   (C) museum visitors enjoy making traditional crafts.

   (D) technology has improved modern museums.

Ⅱ 1～16の英文の空所に入る最も適切なものを，(A)～(D)の中から一つ選びなさい。（32点）

1. When I was a college student, I had the chance ＿＿＿＿＿＿＿ as an intern at a drug company.

   (A) in working　　(B) to work　　(C) working　　(D) for work

2. I wish that I ＿＿＿＿＿＿＿ write to my American friend in fluent English.

   (A) should　　(B) can　　(C) must　　(D) could

3. She is one of the most ＿＿＿＿＿＿＿ businesswomen in the country.

   (A) success　　(B) successive　　(C) successful　　(D) succeeding

4. He seems ＿＿＿＿＿＿＿ the dinner because he ate everything that was served.

   (A) liking　　(B) like　　(C) to be liked　　(D) to have liked

5. The novel ＿＿＿＿＿＿＿ I read last night was very interesting.

   (A) that　　(B) what　　(C) how　　(D) when

6. Japan welcomed an ＿＿＿＿＿＿＿ number of tourists from other countries in 2014.

   (A) increase　　(B) increases　　(C) increasing　　(D) increasingly

7. Many students are shy and ＿＿＿＿＿＿＿ in public.

   (A) used to speak　　　　　　(B) don't use to speak

   (C) used for speaking　　　　(D) not used to speaking

8. Yesterday, a meeting was held to discuss how climate change ＿＿＿＿＿＿＿ food supply in the future.

   (A) affected　　(B) affecting　　(C) would affect　　(D) had affected

9. The two years she worked in Canada brought ＿＿＿＿＿＿＿ many changes in her view of the world.

   (A) about　　(B) to　　(C) in　　(D) at

10. John found a pen on the desk, but he wasn't sure ＿＿＿＿＿＿＿ it was his.

(A) which   (B) what   (C) if   (D) whose

11. As ＿＿＿＿＿＿＿ as I know, Tom lives in San Francisco.

(A) soon   (B) much   (C) well   (D) far

12. On New Year's Day, Miki ＿＿＿＿＿＿＿ up her mind to keep a diary in English.

(A) shook   (B) made   (C) brought   (D) got

13. The little boy was crying ＿＿＿＿＿＿＿ pain after he broke his arm.

(A) of   (B) on   (C) in   (D) as

14. The scientists studied how ＿＿＿＿＿＿＿ sleep a person needs each day.

(A) much   (B) many   (C) few   (D) often

15. I plan to ＿＿＿＿＿＿＿ the day off next Monday.

(A) call in   (B) call at   (C) ask after   (D) ask for

16. The traffic around the area was so ＿＿＿＿＿＿＿ that he was not able to arrive in time.

(A) smooth   (B) heavy   (C) light   (D) many

Ⅲ 1～5の日本文と同じ意味になるように，(A)～(G)の語句を並べ替えて英文を完成させ，(1)～(15)の空所に入るものを記号で答えなさい。ただし，文頭に来る語句も小文字で表記してあります。(15点)

1．彼は，その文は難しすぎて英語に訳せないと思いました。

He (1)(   )(2)(   )(3)(   )(   ) English.

(A) the sentence　(B) translate　(C) difficult　(D) found

(E) too　　　　　(F) to　　　　　(G) into

2．私が，あなたにこのコンピューターの使い方を教えましょう。

I (   )(   )(4)(5)(   )(   )(6).

(A) this computer　(B) you　　(C) am　　(D) to show

(E) going　　　　　(F) to use　(G) how

3．私の要点を説明するために，一つの例を挙げさせてください。

(7)(   )(8)(   )(   )(9)(   ) point.

(A) my　　(B) me　　(C) an example　(D) explain

(E) to　　(F) let　　(G) give

4．私は，都会の大きな会社よりも，むしろ故郷の小さな会社で働きたいです。

I (10)(   )(11)(   )(   ) in (12)(   ) for a large company in a big city.

(A) than　　(B) for　　(C) would　　(D) my hometown

(E) work　　(F) rather　(G) a small company

5．ケイトは，兄が正しいお箸の持ち方を見せてくれるのを注意深く観察しました。

Kate carefully (   )(   ) as (13)(   )(14)(   )(15) chopsticks.

(A) watched　(B) to hold　(C) her　　(D) her older brother

(E) showed　(F) he　　　(G) the proper way

IV 1〜5の会話の空所に入る最も適切なものを，(A)〜(D)の中から一つ選びなさい。(15点)

1. Daniel: What are you doing? It looks like you're having trouble.
   Hiroki: I'm doing a math problem. It's too difficult.
   Daniel: Shall I take a look at it? Math is my favorite subject.
   Hiroki: ＿＿＿＿＿＿＿＿＿＿＿＿
   Daniel: Don't worry. I don't have a class next period.

   (A) Sounds good. Are you good at biology?

   (B) I'm afraid that you don't like math.

   (C) That would be great, but do you have time now?

   (D) I'm sorry. It's my fault entirely.

2. Mother: Where are my keys? I'm late for my business appointment!
   Jenny: Calm down, Mom. ＿＿＿＿＿＿＿＿＿＿＿＿
   Mother: That's the first place I looked.
   Jenny: Oh, here they are! You left them on the kitchen counter.

   (A) Do you know how to get there?

   (B) Did you check your bag?

   (C) Where have you been searching?

   (D) Have you tried phoning?

3. Katsuki: That was a great movie. I really enjoyed it.
   Frank: Me too. I'm glad we didn't watch it at home.
   Katsuki: Yeah. ＿＿＿＿＿＿＿＿＿＿＿＿
   Frank: I agree. Especially action movies!

   (A) I was really happy to pay for your hot dog and soda.

   (B) A movie like that is much better on a big screen.

   (C) I'm sure I'll be hungry after watching the movie.

   (D) Movies are more enjoyable when you're lying on the sofa at home.

4. Taro: Are you going to New York or Paris this winter?

   Emma: _____

   Taro: Why don't you try Florida this year? It is always warm there.

   Emma: That's not a bad idea. I've always wanted to go to Disney World.

   (A) No, it was too hot there last time.

   (B) Of course. I went there two years ago.

   (C) Never mind. What should I see there?

   (D) Neither. I want to go to a warmer place this time.

5. Waiter: Would you like to try one of the chef's specials?

   Customer: _____

   Waiter: In that case, the salmon in white sauce with mushrooms is very good.

   Customer: That sounds delicious. What kind of wine would go with that?

   (A) Sure, but I don't eat beef.

   (B) What's so special about them?

   (C) Sure, I can eat anything but seafood.

   (D) How long will it take to prepare?

数 学

問 題　　　　28年度

$$\boxed{\text{A 日程}}$$

$\boxed{\text{I}}$　次の問 1 〜問 4 の空欄 $\boxed{(\mathcal{P})}$ 〜 $\boxed{(\mathcal{T})}$ に当てはまる整数を 0 〜 9 から 1 つ選び，該当する

解答欄にマークせよ。ただし分数は既約分数で表せ。(45点)

問 1．x についての 2 次不等式

$$x^2 - (5a - 6)x + 6a^2 - 13a + 5 \leqq 0$$

の解は

(i)　$a < \boxed{(\mathcal{P})}$ のとき，$\boxed{(\mathcal{A})}\,a - \boxed{(\mathcal{D})} \leqq x \leqq \boxed{(\mathcal{L})}\,a - \boxed{(\mathcal{T})}$

(ii)　$a = \boxed{(\mathcal{P})}$ のとき，$x = \boxed{(\mathcal{D})}$

(iii)　$a > \boxed{(\mathcal{P})}$ のとき，$\boxed{(\mathcal{L})}\,a - \boxed{(\mathcal{T})} \leqq x \leqq \boxed{(\mathcal{A})}\,a - \boxed{(\mathcal{D})}$

である。

問 2．不定方程式 $7x - 5y = 1$ の整数解は，整数 m を用いて，

$$x = \boxed{(\mathcal{キ})}\,m + \boxed{(\mathcal{ク})} \ , \ y = \boxed{(\mathcal{ケ})}\,m + \boxed{(\mathcal{コ})}$$

と表される。

問 3．$0 < x < \pi$ における，方程式 $(\log_2 \sin^2 x)^2 + 2\log_{\sqrt{2}}(2\sin x) - 4 = 0$ の解は，値の

小さいものから順に，$\dfrac{(\mathcal{サ})}{(\mathcal{シ})}\,\pi$，$\dfrac{(\mathcal{ス})}{(\mathcal{セ})}\,\pi$，$\dfrac{(\mathcal{ソ})}{(\mathcal{タ})}\,\pi$ である。

問 4. 赤玉 4 個，白玉 3 個が入っている A の箱と赤玉 2 個，白玉 5 個が入っている B の箱がある。A の箱から 1 個の玉を取り出し，それを B の箱に入れてから，B の箱から 1 個の玉を取り出す。

このとき，取り出した玉が赤玉である確率は $\dfrac{(チ)}{(ツ)\ (テ)}$ である。また，取り出した玉が赤玉であるとき，それが A の箱の赤玉である確率は $\dfrac{(ト)}{(ナ)}$ である。

Ⅱ 次の問１～問３の空欄 (ア) ～ (ヒ) に当てはまる整数を０～９から１つ選び，該当する
解答欄にマークせよ。ただし分数は既約分数で表せ。（55点）

問１．数列 $\{a_n\}$ は，第６項が49であり，第16項から第20項までの和が725であるような等
差数列である。この数列 $\{a_n\}$ の一般項と初項から第 n 項までの和 S_n はそれぞれ，
$$a_n = \boxed{(ア)}\, n + \boxed{(イ)}\, , \quad S_n = \boxed{(ウ)}\, n^2 + \boxed{(エ)}\, n$$
である。

問２．△ABC とその内部の点Ｐにおいて，
$$6\,\overrightarrow{PA} + 7\,\overrightarrow{PB} + 8\,\overrightarrow{PC} = \vec{0}$$
が成り立つとき，
$$\overrightarrow{AP} = \frac{\boxed{(オ)}}{\boxed{(カ)}}\,\overrightarrow{AB} + \frac{\boxed{(キ)}}{\boxed{(ク)}\,\boxed{(ケ)}}\,\overrightarrow{AC}$$
のように表せる。したがって，直線APと辺BCの交点をＱとすると，点Ｑは，辺BCを
$\boxed{(コ)}$ ： $\boxed{(サ)}$ に内分し，線分APを $\boxed{(シ)}$ ： $\boxed{(ス)}$ に外分する。よって，△CPQ
の面積は△ABC の面積の $\dfrac{\boxed{(セ)}}{\boxed{(ソ)}\,\boxed{(タ)}}$ 倍である。

問３．放物線 $C : y = x^2 - 2x$ 上の点Ｏ（０，０）における接線を l，Ｏにおいて l と直交する
直線を m とすると，m の方程式は
$$m : y = \frac{\boxed{(チ)}}{\boxed{(ツ)}}\, x$$
であり，放物線 C と直線 m のＯ以外の交点は $\left(\dfrac{\boxed{(テ)}}{\boxed{(ト)}} , \dfrac{\boxed{(ナ)}}{\boxed{(ニ)}} \right)$ である。また，放物
線 C と直線 m で囲まれる部分の面積は $\dfrac{\boxed{(ヌ)}\,\boxed{(ネ)}\,\boxed{(ノ)}}{\boxed{(ハ)}\,\boxed{(ヒ)}}$ である。

化 学

問題

28年度

$$\boxed{\text{A 日程}}$$

解答にあたって必要ならば，次の数値を用いよ。

原子量　H = 1.0, C = 12.0, N = 14.0, O = 16.0, Zn = 65.0, Br = 80.0, Ag = 108.0

気体定数　$R = 8.30 \times 10^3 \, \text{Pa} \cdot \text{L}/(\text{K} \cdot \text{mol})$

$\boxed{\text{I}}$　次の文を読み，問1～9に答えよ。（25点）

　　銀の単体は，銀白色の光沢をもった金属である。銀のイオン化傾向は水素よりも $\boxed{\text{ア}}$ ため，銀の単体は塩酸や希硫酸とは反応しない。一方，①銀の単体は酸化力の強い濃硝酸と反応して溶ける。

　　銀の化合物である硝酸銀は，水によく溶ける。硝酸銀の水溶液を用いて，以下の実験Ⅰ～Ⅲを行った。

　実験Ⅰ：硝酸銀水溶液に少量のアンモニア水を加えたところ，沈殿Aが生じた。さらに，アンモニア水を加えるとAは溶け，無色の水溶液となった。この水溶液に $\boxed{\text{イ}}$ を加えて温めると器壁に銀が生じた。

　実験Ⅱ：硝酸銀水溶液に臭化カリウム水溶液を加えたところ，沈殿Bが生じた。②Bに光をあてると灰黒色になった。また，③Bにチオ硫酸ナトリウム水溶液を加えるとBは溶け，無色の水溶液となった。

　実験Ⅲ：④硝酸銀水溶液に亜鉛の薄板を一定時間浸したところ，薄板の表面で反応が起きて銀が析出し，薄板の質量が6.04 mg増加した。

問1　銀の単体が結晶として存在するとき，その結晶格子は面心立方格子である。その単位格子の一辺の長さが 4.09×10^{-8} cm であるとき，銀原子の原子半径は $\boxed{\text{a}}.\boxed{\text{b}}\boxed{\text{c}} \times 10^{-\boxed{\text{d}}}$ cm である。a～dに該当する数字をそれぞれマークせよ。ただし，$\sqrt{2} = 1.41$ とする。

問2　$\boxed{\text{ア}}$ に該当する語句をaあるいはbから選んでマークせよ。

　　a．大きい　　　　　b．小さい

問3　下線部①の反応において，発生する気体の捕集方法として最も適するものをa～cから選んでマークせよ。

　　a．下方置換　　　　b．上方置換　　　　c．水上置換

問4　**A** および **B** の色として最も適するものをそれぞれ a ～ e から選んでマークせよ。ただし，必要ならば繰り返し選んでよい。

　　　a．褐色　　　　　b．黒色　　　　　c．青白色　　　　　d．淡黄色　　　　　e．緑白色

問5　イ は，次の化合物 a ～ e のいずれかである。イ に該当する化合物を a ～ e から選んでマークせよ。

　　　a．アセトアルデヒド　　　　　b．アセトン　　　　　　　c．酢酸
　　　d．エタノール　　　　　　　　e．酢酸エチル

問6　下線部②の反応は，次の化学反応式で表される。ウ ～ オ に該当する化学式をそれぞれ a ～ f から選んでマークせよ。

$$2 \boxed{ウ} \xrightarrow{光} 2 \boxed{エ} + \boxed{オ}$$

　　　a．Ag　　　　b．AgBr　　　　c．Ag_2O　　　　d．Br_2　　　　e．HBr　　　　f．H_2O

問7　下線部③で生じた錯イオンの形として最も適するものを a ～ d から選んでマークせよ。

　　　a．正四面体形　　　　b．正八面体形　　　　c．正方形　　　　d．直線形

問8　下線部④の反応において，亜鉛の酸化数は X から Y に変化した。X および Y に該当する数値をそれぞれ a ～ g から選んでマークせよ。

　　　a．－3　　　　　b．－2　　　　　c．－1　　　　　d．0
　　　e．＋1　　　　　f．＋2　　　　　g．＋3

問9　下線部④において，亜鉛の薄板の表面に析出した銀の質量を $\boxed{a} . \boxed{b} \boxed{c}$ mg と表すとき，a ～ c に該当する数字をそれぞれマークせよ。

Ⅱ 次の文を読み，問1〜7に答えよ。(25点)

　原子，分子，イオンなどの粒子から構成される物質は，温度や圧力を変化させると，固体，液体，気体の間で物質の状態が変化する。固体から液体への変化を ア ，液体から気体への変化を イ という。また，固体から直接気体になる変化を ウ という。

　一定温度に保った密閉容器に液体を入れて放置すると，やがて ①単位時間あたりに イ する分子の数と エ する分子の数が等しくなる。このときの蒸気が示す圧力を，その液体の飽和蒸気圧といい，液体の飽和蒸気圧と温度の関係を示した曲線を蒸気圧曲線という。

　いま，②摩擦の無視できるピストン付き容器に，エタノール0.10 molと窒素0.40 molを入れ，容積を8.3 L，温度を67℃に保ったところ，エタノールはすべて気体として存在した。このエタノールと窒素が入った容器を用い，以下の実験Ⅰおよび Ⅱを行った。また，エタノールの飽和蒸気圧と温度の関係を調べたところ，下図の結果が得られた。

実験Ⅰ：ピストンを固定して容積が一定の状態で，温度を67℃から27℃までゆっくりと冷却した。

実験Ⅱ：ピストンが可動する状態で，外圧を1.0×10^5 Paに保ったまま，温度を67℃から27℃までゆっくりと冷却した。

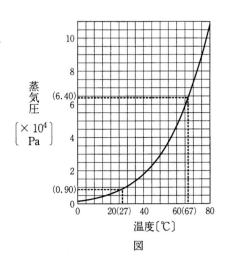

図

問1 ア 〜 エ に該当する語句をそれぞれa〜fから選んでマークせよ。
　　a．凝固　　　b．凝縮　　　c．昇華　　　d．蒸発　　　e．沸騰　　　f．融解

問2 下線部①の状態を表す語句として最も適するものをa〜eから選んでマークせよ。
　　a．気液平衡　　　b．三重点　　　c．電離平衡　　　d．沸点　　　e．臨界点

問3 下線部②において，容器内のエタノールの分圧を a ． b ×10 c Paと表すとき，
　　a〜cに該当する数字をそれぞれマークせよ。

問4　実験Ⅰにおいて，27℃の容器内の窒素の分圧を $\boxed{a}$. $\boxed{b}$ × 10$^{\boxed{c}}$ Pa と表すとき，a～cに該当する数字をそれぞれマークせよ。ただし，液体のエタノールの体積は無視できるものとする。

問5　実験Ⅰにおいて，エタノールが液体になり始めた温度に最も近いものをa～gから選んでマークせよ。

　　a．33℃　　b．38℃　　c．43℃　　d．48℃　　e．53℃　　f．58℃　　g．63℃

問6　実験Ⅰにおいて，27℃の容器内に存在する液体のエタノールの物質量を $\boxed{a}$. $\boxed{b}$ × 10$^{-\boxed{c}}$ mol と表すとき，a～cに該当する数字をそれぞれマークせよ。ただし，液体のエタノールの体積は無視できるものとする。

問7　実験Ⅱにおいて，エタノールが液体になり始めた温度に最も近いものをa～gから選んでマークせよ。

　　a．33℃　　b．38℃　　c．43℃　　d．48℃　　e．53℃　　f．58℃　　g．63℃

Ⅲ 次の文を読み，問1～7に答えよ。(25点)

　ベンゼン環に存在する不飽和結合は非常に安定なので，ベンゼン環の反応は不飽和結合への付加反応よりも環の構造が保存される置換反応の方が起こりやすい。一般に，有機化合物の分子中の水素原子がハロゲン原子で置換される反応をハロゲン化といい，水素原子が臭素原子で置換される反応を臭素化という。

　いま，ベンゼンおよびフェノールを用いて，以下の実験Ⅰ～Ⅲを行った。

実験Ⅰ：ベンゼンに過剰の臭素を加えて室温で1時間混ぜても，臭素化は進行しなかった。

実験Ⅱ：ベンゼンに<u>触媒</u>①と過剰の臭素を加えて室温で1時間混ぜると，80％のベンゼンがブロモベンゼンに変化した。

実験Ⅲ：<u>②フェノールに過剰の臭素を加えて室温で1時間混ぜると，80％のフェノールが**A**に変化し，10％のフェノールが**B**に変化した。</u>**A**はベンゼン環の3個の水素原子が臭素原子に置換したトリブロモフェノールであり，**B**は2個の水素原子が臭素原子に置換したジブロモフェノールであった。

問1　次の反応ア～エのうち，不飽和結合への付加反応に該当する反応のみをすべて含むものをa～nから選んでマークせよ。

　ア．ニッケル触媒を用い，アセチレンを水素と反応させるとエタンになる。

　イ．リン酸触媒を用い，エチレンに加熱・加圧下で水蒸気を反応させるとエタノールになる。

　ウ．トルエンを過マンガン酸カリウム水溶液中で加熱すると安息香酸カリウムになる。

　エ．濃硫酸を170℃に加熱しながらエタノールを加えるとエチレンになる。

　a．（ア，イ，ウ）　　b．（ア，イ，エ）　　c．（ア，ウ，エ）　　d．（イ，ウ，エ）
　e．（ア，イ）　　　　f．（ア，ウ）　　　　g．（ア，エ）　　　　h．（イ，ウ）
　i．（イ，エ）　　　　j．（ウ，エ）　　　　k．ア　　　　　　　　l．イ
　m．ウ　　　　　　　　n．エ

問2　下線部①の触媒として最も適するものをa～eから選んでマークせよ。
　a．鉄　　　　　b．濃塩酸　　　c．濃硫酸　　　d．白金　　　　e．パラジウム

問3　フェノールは，工業的には次の反応工程で製造される。$\boxed{ア}$ ～ $\boxed{ウ}$ に該当するものをそれぞれ a ～ j から選んでマークせよ。

　　a．アセトアルデヒド　　b．アセトン　　　　c．エチレン　　　d．酢酸

　　e．酸素　　　　　　　　f．水酸化ナトリウム　g．二酸化炭素　　h．プロパン

　　i．プロピン　　　　　　j．プロペン

問4　次の記述ア～エのうち，フェノールおよびナトリウムフェノキシドの性質として正しい記述のみをすべて含むものを a ～ n から選んでマークせよ。

　　ア．ナトリウムフェノキシドよりもフェノールの方が水に溶けやすい。

　　イ．ナトリウムフェノキシド水溶液に二酸化炭素を十分に通じると白濁する。

　　ウ．フェノール水溶液に塩化鉄（Ⅲ）水溶液を加えると紫色に呈色する。

　　エ．ナトリウムフェノキシド水溶液は弱酸性を示す。

　　a．（ア，イ，ウ）　　b．（ア，イ，エ）　　c．（ア，ウ，エ）　　d．（イ，ウ，エ）

　　e．（ア，イ）　　　　f．（ア，ウ）　　　　g．（ア，エ）　　　　h．（イ，ウ）

　　i．（イ，エ）　　　　j．（ウ，エ）　　　　k．ア　　　　　　　　l．イ

　　m．ウ　　　　　　　　n．エ

問5　Aの名称として正しいものを a ～ e から選んでマークせよ。

　　a．2,3,4-トリブロモフェノール　　　　b．2,3,5-トリブロモフェノール

　　c．2,3,6-トリブロモフェノール　　　　d．2,4,6-トリブロモフェノール

　　e．3,4,5-トリブロモフェノール

問6　実験Ⅰ～Ⅲの結果から，フェノールのヒドロキシ基がベンゼン環の臭素化に及ぼす効果として最も適するものを a ～ c から選んでマークせよ。

　　a．ベンゼン環の臭素化の反応速度を上げる。

　　b．ベンゼン環の臭素化の反応速度を下げる。

　　c．ベンゼン環の臭素化の反応速度には影響しない。

問7　下線部②において，得られた **B** の質量が7.56 g のとき，**A** の質量は $\boxed{\text{X}}$ g となる。
$\boxed{\text{X}}$ に最も近い数値を a ～ e から選んでマークせよ。

a．20　　　　　b．40　　　　　c．60　　　　　d．80　　　　　e．100

IV　次の文を読み，問１～６に答えよ。(25点)

濃硫酸を触媒として酢酸とエタノールを反応させると，酢酸エチルと水が生じる。この反応は可逆反応であり，式（１）で表される。ここで，K は反応の平衡定数を表すものとする。

$$CH_3COOH + C_2H_5OH \overset{K}{\rightleftarrows} CH_3COOC_2H_5 + H_2O \qquad \cdots\cdots\cdots (1)$$

いま，酢酸 1.00 mol とエタノール 2.00 mol を容器に入れて混合し，数滴の濃硫酸を加えて温度を一定に保ったところ，式（１）に示す反応が進行した。この反応が平衡状態に達したとき，酢酸エチル 0.850 mol が生じた。また，新たな容器に酢酸 $\boxed{A}$ mol とエタノール 3.00 mol を入れて混合し，先ほどと同じ条件で平衡状態になるまで反応させたところ，酢酸エチル 2.00 mol が生じた。

問１　式（１）の正反応および逆反応の名称として最も適するものをそれぞれ a ～ e から選んでマークせよ。
　　　a．アルキル化　　　b．エステル化　　　c．加水分解　　　　d．酸化　　　　　e．付加

問２　エタノール，酢酸および酢酸エチルのうち，ヨードホルム反応を示す化合物のみをすべて含むものを a ～ g から選んでマークせよ。
　　　a．（エタノール，酢酸，酢酸エチル）　　　　b．（エタノール，酢酸）
　　　c．（エタノール，酢酸エチル）　　　　　　　d．（酢酸，酢酸エチル）
　　　e．エタノール　　　　　　　　　　　　　　　f．酢酸
　　　g．酢酸エチル

問３　下線部の反応が平衡状態にあるとき，反応溶液中に存在しているエタノールの物質量は $\boxed{a}$. $\boxed{b}$ $\boxed{c}$ mol である。a ～ c に該当する数字をそれぞれマークせよ。

問４　下線部の反応の平衡定数 K に最も近い数値を a ～ e から選んでマークせよ。
　　　a．0.24　　　　　b．0.36　　　　　c．0.43　　　　　d．4.2　　　　　e．4.9

問5　下線部の反応が平衡状態にあるとき，次の操作ア～エを行ったときに起こる変化として最も適するものをそれぞれa～cから選んでマークせよ。ただし，必要に応じて繰り返し選ぶこと。また，各操作の前後で反応溶液の温度は変化しないものとする。

　ア．酢酸1molを加える。

　イ．水1molを加える。

　ウ．酢酸1molと水1molを加える。

　エ．濃硫酸を数滴加える。

　a．平衡は右に移動する。　　b．平衡は左に移動する。　　c．平衡は移動しない。

問6　[A] に最も近い数値をa～eから選んでマークせよ。
　a．2.5　　　　　b．3.0　　　　　c．4.2　　　　　d．6.2　　　　　e．7.4

英　語

解答　28年度

I

〔解答〕

問1. 1. (B)　2. (C)　3. (A)　4. (B)　5. (D)
　　　6. (B)　7. (D)　8. (A)　9. (C)

問2. 1. (B)　2. (C)　3. (C)　4. (A)　5. (A)

〔出題者が求めたポイント〕

長文の空所補充、内容把握

〔解答のヒント〕

問1. 選択肢の意味

(1) (A) かろうじて　(B) ほとんど　(C) きっちりと
　　(D) もはや

(2) (A) 陽気な　(B) 黙っている　(C) 熱烈な
　　(D) 鈍い

(3) (A) 忘れ去られた　(B) 歴史的な　(C) 秘密の
　　(D) 重要な

(4) (A) 資源　(B) 工芸品　(C) 利点　(D) 絵筆

(5) (A) 財産　(B) 文学　(C) 証拠　(D) 写し

(6) (A) 大事にした　(B) 注目させた　(C) からかった
　　(D) 称賛した

(7) (A) 見逃す　(B) 明らかにする　(C) 努力する
　　(D) 獲得する

(8) (A) 保存する　(B) ふりをする　(C) 拒絶する
　　(D) 分離する

(9) (A) 言及する　(B) 手に入れる　(C) 価値を認める
　　(D) 理解する

問2. 質問と選択肢の意味

(1) 第1段落によれば、＿＿＿＿。
　　(A) すべての工芸品は、誰もそれらに注目しなかった
　　　　ので消滅した。
　　(B) 工芸品は、それを作る他の方法が開発されたため
　　　　に、時に消滅したこともあった。
　　(C) より新しい物のほうが、実用的で美しかったりす
　　　　る。
　　(D) 手で物を作ることは、家具メーカーにとってもは
　　　　や興味を引かれるものではなくなった。

(2) 第2段落は主に＿＿＿＿についてである。
　　(A) 1450年以降、ヨーロッパの書物はどこで作られ
　　　　たか。
　　(B) 自然の材料は印刷機でどのように使われたか
　　(C) 非常に古い手書きの書物はどのようにして装飾さ
　　　　れたか
　　(D) 印刷機で書物を印刷するのにどれくらい費用がか
　　　　かったか

(3) 第3段落によれば、＿＿＿＿。
　　(A) 20世紀後半に日本や台湾に来た映画はほとんど
　　　　ない。
　　(B) 20世紀より前のほうが、屋外掲示ポスターははる
　　　　かに大きかった。
　　(C) 手描きポスターの技法は20世紀に発達した。

　　(D) 最新の映画は映画館のロビーの中で宣伝された。

(4) 第4段落は主に＿＿＿＿についてである。
　　(A) 一部の人々や政府がどのようにして伝統工芸を存
　　　　続させようと努力しているのか
　　(B) 工芸についてどの本や雑誌を読むべきか
　　(C) 工芸が1000年前とどのように違っているか
　　(D) 工芸品をネットで買おうとするとどこで買えばい
　　　　いのか

(5) 第5段落によれば、＿＿＿＿。
　　(A) 人々はいまなお手作り品を買うのを楽しんでい
　　　　る。
　　(B) 手作り工芸品は失われた芸術になってしまった。
　　(C) 美術館に来る人々は伝統工芸品を作るのを楽し
　　　　む。
　　(D) テクノロジーは現代の美術館を改善した。

〔全訳〕

1. 昔はほとんどすべてが手によって作られていた。職
人たちはカップや椅子などの、実用的で美しくもある
物を作った。時を経て、機械と工場が物の主要な生産
者となった。これによって消えていった手工芸もあっ
た。幸いにして多くの工芸は、人々の関心と熱心な支
援者によって生き続けている。

2. ひとつの失われた工芸が彩色写本である。1450年
以前のヨーロッパのすべての書物と同じように、彩色
写本は手によって作られた。ページの上にまずは単語
が写され、それから職人が、美しい縁取りと絵を書き
加えた。章の最初の文字はしばしば特別大きく彩り豊
かにされた。自然の材料から作られた絵の具が色を添
え、金箔と呼ばれる薄い金色の線がデザインに命を吹
き込むのに役立った。だが、このような貴重品は高価
で作るのに時間のかかるものであり、印刷機が発明さ
れると次第に作られなくなっていった。

3. テクノロジーに負けたもっと最近の芸術形態として
は、手描きの映画ポスターがある。20世紀の中程か
ら終わりにかけて、日本や台湾やいたるところでは、
映画に行くというのにはある特別な感触があった。映
画に行った人は映画館の外で、最新の映画を宣伝する
大きな絵を見ることができた。屋外掲示ポスターを作
るとき、描き手は小さい映画ポスターから始めた。そ
こからより大きな版を描いていったのだ。屋外掲示ポ
スターは主演俳優や女優らを強調し、彼らの名前は大
きな文字で描かれた。しかしほんの数十年後には、こ
の芸術形態は現代的な印刷方法で作成された大ポス
ターに取って代わられた。

4. とはいえ、すべてが失われたわけではない。多くの
国で人々はいまだに手工芸に興味を持ち続けている。
そのような人々は、教室に参加したり本や雑誌やウェ
ブサイトを読んだりすることで技術を復活させてい
る。そのおかげで、陶芸や宝石づくりのような技術が

保存されてきた。工芸展では、ちょうど1000年前と同じように、職人たちが作った作品を売り、買いに来た人たちと言葉を交わしている。政府もまた支援をしている。たとえば、インド工芸協会は、職人たちに新たに売る機会を見つけてやったりしている。職人たちの多くは、アイディアを分かち合ったり作品を売ったりするために、年に一度カマラ展示会に集う。

5. 現代のテクノロジーは多くの面で、私たちの生活に良い影響を与えてきた。しかし人々は今なお、手作り工芸品の人間的な感触を愛でている。伝統的な工芸品を作ったり買ったりすることは自分の文化を大切にし生かし続けるための優れた方法である。失われた工芸のすべてが元通りになるわけではないのが残念だ。しかしそれらがなくなってしまう時でさえ、美術館が、工芸品の中に注ぎ込まれた愛情と努力を鑑賞する機会を、私たちに与えてくれる。

Ⅱ
〔解答〕
1. (B)　2. (D)　3. (C)　4. (D)　5. (A)　6. (C)
7. (D)　8. (C)　9. (A)　10. (C)　11. (D)　12. (B)
13. (C)　14. (A)　15. (D)　16. (B)
〔出題者が求めたポイント〕
空所補充
〔英文の意味と解法のヒント〕
1. 大学生の時、私はある製薬会社で研修生として働く機会があった。
　　「～する機会がある」have a chance to do
2. アメリカ人の友だちに英語ですらすらと手紙が書けたらいいのに。
　　「～できたらいいのに」I wish that I could ～（仮定法過去）
3. 彼女はその国でもっとも成功している実業家のひとりだ。
　　(A)成功　　(B)連続する　　(C)成功した
　　(D)続いて起こる
4. 出されたものを全部食べたことからすると、彼はそのディナーが気に入ったようだ。
　　「～だったようだ」seem to have p.p
5. 昨夜読んだ小説はとても面白かった。
　　目的格の関係代名詞
6. 日本が迎えた他の国からの旅行者の数は2014年には増加した。
　　「増加している数の～」an increasing number of ～
7. 多くの学生は内気で、人前で話すのに慣れていない。
　　「～に慣れている」be used to ～ ing
8. 気候変動が将来食物の供給にどのように影響するかを話し合うために、昨日ある会議が開かれた。
　　過去から見た未来のことなので would を使う。
9. 彼女がカナダで働いた2年間は、彼女の世界の見方に多くの変化をもたらした。
　　「もたらす」bring about

10. ジョンは机の上にペンがあるのを見つけたが、それが自分のかどうかはっきりわからなかった。
　　「～かどうか」if 節が適当
11. 私の知る限り、トムはサンフランシスコに住んでいる。
　　「～の知る限り」As far as (S) know,
12. 元日にミキは英語で日記をつけようと決心した。
　　「～する決心をする」make up one's mind to do
13. 幼い男の子は腕の骨が折れて、痛みで泣き叫んでいた。
　　「痛みで」in pain
14. 科学者たちは人間には毎日どれくらいの睡眠が必要かを研究した。
　　sleep は不可算名詞なので much が適切
15. 私は来週の月曜日に休暇をとるつもりだ。
　　「求める」ask for ～
16. その地区あたりの交通が非常に混雑していたので、彼は時間に着くことができなかった。
　　「（交通量が）多い」には heavy を使う。

Ⅲ
〔解答〕
1. (D)　2. (E)　3. (F)　4. (D)　5. (B)　6. (A)
7. (F)　8. (G)　9. (D)　10. (C)　11. (E)　12. (D)
13. (F)　14. (C)　15. (B)
〔出題者が求めたポイント〕
整序英作文
〔英文と解法のヒント〕
1. He found the sentence too difficult to translate into English.
　　「～すぎて…できない」too ～ to do
2. I am going to show you how to use this computer.
　　「～の使い方」how to use ～
3. Let me give an example to explain my point.
　　「～させてください」Let me ～
4. I would rather work for a small company in my hometown than for a large company in a big city.
　　「BよりもむしろAしたい」would rather A than B
　　「～で働く」は work for ～
5. Kate carefully watched her older brother as he showed her the proper way to hold chopsticks.
　　「～する（正しい）方法」the (proper) way to do ～

Ⅳ
〔解答〕
1. (C)　2. (B)　3. (B)　4. (D)　5. (A)
〔出題者が求めたポイント〕
会話文の空所補充
〔全訳〕
1. ダニエル：何してるの。困っているようだけど。
　　ヒロキ：数学が問題なんだ。難しすぎる。

ダニエル：ちょっと見てみようか。数学は好きな科
　　　　　目なんだ。

ヒロキ：＿＿＿＿＿＿＿＿＿＿

ダニエル：心配ないよ。次の時間は授業がないんだ。

　（A）いいね。生物は得意なの？

　（B）君は数学が好きではないと思う。

　（C）すばらしい。でも今時間あるの？

　（D）ごめん。完璧に僕が悪いんだ。

2.　母親：キーはどこかしら。仕事の約束に遅れる。

　　ジェニー：落ち着いてママ。＿＿＿＿＿＿＿＿＿

　　母親：そこは最初に見たわ。

　　ジェニー：あ、ここにあった。キッチンのカウンター
　　　　　　　に置いてたよ。

　　（A）どうやってそこに行くかわかる？

　　（B）バッグの中見た？

　　（C）どこを探してたの？

　　（D）電話してみた？

3.　カツキ：すばらしい映画だった。ホント楽しかったよ。

　　フランク：僕もだよ。家で見てなくてよかったよ。

　　カツキ：そうだね。＿＿＿＿＿＿＿＿＿

　　フランク：そう思うよ。特にアクション映画はね。

　　（A）君のホットドッグとソーダを払ってあげて本
　　　　　当によかった。

　　（B）あんな映画は大きなスクリーンで見たほうが
　　　　　断然いいね。

　　（C）映画を見たあときっとお腹が空くと思う。

　　（D）映画は家でソファに寝っ転がって見るほうが
　　　　　いいね。

4.　タロウ：今年の冬、ニューヨークかパリに行くの？

　　エマ：＿＿＿＿＿＿＿＿＿

　　タロウ：今年はフロリダ行ってみたらどう？そこは
　　　　　　いつも暖かいよ。

　　エマ：悪くない考えね。ディズニーワールドにはずっ
　　　　　と行きたかったから。

　　（A）ううん、そこ前回行った時は暑すぎた。

　　（B）もちろん。そこには2年前に行ったわ。

　　（C）気にしないで。そこで何を見ればいいの？

　　（D）どちらも行かない。今度はもっと暖かいとこ
　　　　　ろに行きたいの。

5.　ウェイター：シェフのスペシャルのひとつを召し上
　　　　　　　がりますか？

　客：＿＿＿＿＿＿＿＿＿

　ウェイター：その場合には、サーモンのホワイトソー
　　　　　　　ス、マッシュルーム添えが非常によろしいかと思
　　　　　　　います。

　客：おいしそうね。それにはどんな種類のワインが合
　　　うかしら？

　　（A）ええ、でもビーフは食べないの。

　　（B）どんなところがスペシャルなの？

　　（C）ええ、シーフード以外は何でも食べられるわ。

　　（D）用意するのに時間はどれくらいかかるの？

数　学

解答

28年度

I

〔解答〕

問1

ア	イ	ウ	エ	オ	カ
4	3	5	2	1	7

問2

キ	ク	ケ	コ
5	3	7	4

問3

サ	シ	ス	セ	ソ	タ
1	6	1	2	5	6

問4

チ	ツ	テ	ト	ナ
3	1	4	1	3

別解

チ	ツ	テ	ト	ナ
9	2	8	2	9

〔出題者が求めたポイント〕

問1・2次方程式

左辺を因数分解し，$(x-f(a))(x-g(a)) \leqq 0$ の形にし，$f(a) < g(a)$，$f(a) = g(a)$，$f(a) > g(a)$ に場合分けする。

問2・整数

$m = na$ となるとき，m は n の倍数となるので，

$$m = nk$$

問3・対数関数，三角関数

$$\log_a M^n = n \log_a M, \quad \log_b M = \frac{\log_a M}{\log_a b}$$

$$\log_a MN = \log_a M + \log_a N$$

を利用し，底を2にそろえる。

$\log_2 \sin x = t$ とおき，t の2次方程式を解き，$\sin x$ の値を求める。

問4・確率

A が起こったときに B が起こる確率を $P_A(B)$ とする。

$$P(A \cap B) = P(A) \cdot P_A(B)$$

後は，A が赤玉がでる，$A \cap B$ が A の箱の赤玉がでるとして $P_A(B)$ を求める。

〔解法のプロセス〕

問1　$6a^2 - 13a + 5 = (3a-5)(2a-1)$ より

$$x^2 - (5a-6)x + (3a-5)(2a-1) \leqq 0$$
$$\{x - (3a-5)\}\{x - (2a-1)\} \leqq 0$$

(i) $3a-5 < 2a-1$ のとき，$a < 4$

$$3a-5 \leqq x \leqq 2a-1$$

(ii) $3a-5 = 2a-1$ のとき，$a = 4$

$$x = 12-5 = 7 \quad (\text{又は } x = 8-1 = 7)$$

(iii) $3a-5 > 2a-1$ のとき，$4 < a$

$$2a-1 \leqq x \leqq 3a-5$$

問2　$5y = 7x-1$ より　$5(y-x) = 2x-1$

$2x-1$ は5の倍数より　$2x-1 = 5n$ とする。

$2(x-2n) = n+1$ より　$n+1$ は2の倍数。

$n+1 = 2(m+1)$ とすると，$n = 2m+1$

$$2x = 5(2m+1) + 1 = 10m+6$$

$x = 5m+3$，$5y = 35m+20$ より

$$y = 7m+4$$

問3　$\log_2 \sin x = t$ とする。

$$(\log_2 \sin^2 x)^2 = (2\log_2 \sin x)^2 = (2t)^2 = 4t^2$$

$$2\log_{\sqrt{2}} 2\sin x = 2\frac{\log_2 2\sin x}{\log_2 \sqrt{2}}$$
$$= 4(\log_2 2 + \log_2 \sin x) = 4(1+t)$$

よって，$4t^2 + 4(1+t) - 4 = 0$

$$4t^2 + 4t = 0 \text{ より } 4t(t+1) = 0$$

$t = 0$ のとき，$\log_2 \sin x = 0$　∴　$\sin x = 1$

$0 < x < \pi$ より　$x = \dfrac{1}{2}\pi$

$t = -1$ のとき，$\log_2 \sin x = -1$　∴　$\sin x = \dfrac{1}{2}$

$0 < x < \pi$ より　$x = \dfrac{1}{6}\pi, \dfrac{5}{6}\pi$

問4　$A \cdots$ A の箱から赤玉をとり出す。

$B \cdots$ B の箱から赤玉をとり出す。

$$P(A) = \frac{4}{7}, \quad P_A(B) = \frac{3}{8}$$

$$P(A \cap B) = \frac{4}{7} \cdot \frac{3}{8} = \frac{3}{14}$$

$A \cdots$ B の箱から赤玉をとり出す確率。

$A \cap B \cdots$ B の箱から A の箱の赤玉をとり出す確率。

$$P(A \cap B) = \frac{4}{7} \cdot \frac{1}{8} = \frac{1}{14}, \quad P(A) = \frac{3}{14}$$

$$\frac{1}{14} = \frac{3}{14} P_A(B) \quad ∴ \quad P_A(B) = \frac{1}{3}$$

（別解）「取り出した玉が赤玉である確率」について，A からも B からも赤玉を取り出すのではなく，B から取り出した玉が赤玉である確率を考えると，下記の通りの別解となる。指定があいまいな為，併記します。

（別解）　$A \cdots$ A の箱から赤玉をとり出す

$B \cdots$ B の箱から赤玉を取り出す

$$P(A) = \frac{4}{7}, \quad P_A(B) = \frac{3}{8}$$

$$P(\overline{A}) = \frac{3}{7}, \quad P_{\overline{A}}(B) = \frac{2}{8}$$

$$P(B) = \frac{4}{7} \times \frac{3}{8} + \frac{3}{7} \times \frac{2}{8} = \frac{9}{28}$$

$C \cdots$ B の箱から A の赤玉をとり出す

$$P_A(C) = \frac{1}{8}, \quad P_{\overline{A}}(C) = 0$$

$$P(C) = \frac{4}{7} \times \frac{1}{8} + \frac{3}{7} \times 0 = \frac{1}{14}$$

$$\frac{1}{14} = \frac{9}{28} P_B(C) \quad ∴ \quad P_B(C) = \frac{2}{9}$$

II

〔解答〕

問1

ア	イ	ウ	エ
8	1	4	5

問2

オ	カ	キ	ク	ケ	コ	サ	シ	ス	セ	ソ	タ
1	3	8	2	1	8	7	7	2	2	1	5

問3

チ	ツ	テ	ト	ナ	ニ	ヌ	ネ	ノ	ハ	ヒ
1	2	5	2	5	4	1	2	5	4	8

〔出題者が求めたポイント〕

問1・数列

初項 a, 公差 d の等差数列の一般項を a_n のとき,

$$a_n = a + d(n-1)$$

第 m 項から第 n 項までの和は, $\dfrac{(n-m+1)(a_m+a_n)}{2}$

問2・平面ベクトル

$\overrightarrow{PB} = \overrightarrow{AB} - \overrightarrow{AP}$, $\overrightarrow{PC} = \overrightarrow{AC} - \overrightarrow{AP}$, $\overrightarrow{PA} = -\overrightarrow{AP}$ を代入する。

$\overrightarrow{BQ} = t\overrightarrow{BC}$, $\overrightarrow{AQ} = s\overrightarrow{AP}$ とし, $\overrightarrow{AQ}$ を $\overrightarrow{AB}$ と $\overrightarrow{AC}$ の式で表し, 未定係数法により t, s を求める。

$BQ : QC = t : 1-t$, $AQ : QP = s : s-1$

$$\triangle ACQ = \frac{QC}{BC} \triangle ABC$$

$$\triangle CPQ = \frac{PQ}{AQ} \triangle ACQ$$

問3・微分・積分

$y = f(x)$ の $x = t$ における接線の方程式は,

$$y = f'(t)(x-t) + f(t)$$

$y = mx + k$ と $y = m'x + k'$ が直交するとき,

$$mm' = -1$$

定積分で面積を求める。

〔解法のプロセス〕

問1　$a_6 = a + 5d$ より　$a + 5d = 49$　……①

$a_{16} = a + 15d$, $a_{20} = a + 19d$

$$\frac{(20-16+1)(a+15d+a+19d)}{2} = 725$$

$5a + 85d = 725$ より　$a + 17d = 145$　……②

②－①より　$12d = 96$　∴　$d = 8$

$a = 49 - 5 \cdot 8 = 9$

従って, $a_n = 9 + 8(n-1) = 8n + 1$

$$S_n = \frac{n(9+8n+1)}{2} = 4n^2 + 5n$$

問2　$-6\overrightarrow{AP} + 7(\overrightarrow{AB} - \overrightarrow{AP}) + 8(\overrightarrow{AC} - \overrightarrow{AP}) = 0$

従って, $\overrightarrow{AP} = \dfrac{7\overrightarrow{AB} + 8\overrightarrow{AC}}{21} = \dfrac{1}{3}\overrightarrow{AB} + \dfrac{8}{21}\overrightarrow{AC}$

$\overrightarrow{BQ} = t\overrightarrow{BC}$ とする。$\overrightarrow{AQ} - \overrightarrow{AB} = t(\overrightarrow{AC} - \overrightarrow{AB})$

$\overrightarrow{AQ} = (1-t)\overrightarrow{AB} + t\overrightarrow{AC}$

$\overrightarrow{AQ} = s\overrightarrow{AP}$ とする。$\overrightarrow{AQ} = \dfrac{1}{3}s\overrightarrow{AB} + \dfrac{8}{21}s\overrightarrow{AC}$

よって, $1 - t = \dfrac{1}{3}s$, $t = \dfrac{8}{21}s$

$1 - \dfrac{8}{21}s = \dfrac{1}{3}s$ より　$s = \dfrac{7}{5}$, $t = \dfrac{8}{15}$

$BQ : QC = \dfrac{8}{15} : 1 - \dfrac{8}{15} = 8 : 7$

$AQ : QP = \dfrac{7}{5} : \dfrac{7}{5} - 1 = 7 : 2$

$$\triangle ACQ = \frac{7}{15}\triangle ABC$$

$$\triangle CPQ = \frac{2}{7}\triangle ACQ = \frac{2}{15}\triangle ABC$$

問3　$y' = 2x - 2$, $x = 0$ のとき $y' = -2$

$l : y = -2(x-0) + 0 = -2x$

直線 m の傾きを m' とすると, $-2m' = -1$

よって, $m' = \dfrac{1}{2}$

$m : y = \dfrac{1}{2}(x-0) + 0 = \dfrac{1}{2}x$

$x^2 - 2x = \dfrac{1}{2}x$ より　$x\left(x - \dfrac{5}{2}\right) = 0$

よって, $x = \dfrac{5}{2}$, $y = \dfrac{5}{4}$　$\left(\dfrac{5}{2}, \dfrac{5}{4}\right)$

$\dfrac{1}{2}x - (x^2 - 2x) = -x^2 + \dfrac{5}{2}x$

$\displaystyle\int_0^{\frac{5}{2}}\left(-x^2 + \dfrac{5}{2}x\right)dx = \left[-\dfrac{1}{3}x^3 + \dfrac{5}{4}x^2\right]_0^{\frac{5}{2}}$

$= -\dfrac{125}{24} + \dfrac{125}{16} = \dfrac{125}{48}$

化　学

解答

28年度

I

〔解答〕

問1　$\boxed{a}$〜$\boxed{d}$　1.44×10^{-8} (cm)

問2　b

問3　a

問4　A…a　B…d

問5　a

問6　$\boxed{ウ}$b　$\boxed{エ}$a　$\boxed{オ}$d

問7　d

問8　$\boxed{X}$d　$\boxed{Y}$f

問9　$\boxed{a}$〜$\boxed{c}$：8.64 (mg)

〔出題者が求めたポイント〕

遷移金属元素(銀)，理論総合

〔解答のプロセス〕

問1　単位格子の一辺を $a = 4.09 \times 10^{-8}$ (cm)，
銀原子の原子半径を r とすると，面心立方格子の場合，
$4r = \sqrt{2}\,a$ という関係がある。

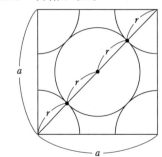

$$r = \frac{1.41 \times 4.09 \times 10^{-8}}{4}$$
$$= 1.441 \times 10^{-8}$$
$$\fallingdotseq 1.44 \times 10^{-8} \text{ (cm)}$$

問3　$Ag + 2HNO_3 \longrightarrow AgNO_3 + NO_2 \uparrow + H_2O$

濃硝酸

二酸化窒素 NO_2 は水に比較的よく溶け，空気より重い気体である。

問4　沈殿 A：$2Ag^+ + 2OH^- \longrightarrow Ag_2O \downarrow + H_2O$

(褐色)

沈殿 B：$Ag^+ + Br^- \longrightarrow AgBr \downarrow$

(淡黄)

問5　Ag_2O(沈殿 A)にアンモニア水を加えると，
$Ag_2O + 4NH_3 + H_2O \longrightarrow 2[Ag(NH_3)_2]^+ + 2OH^-$
と，錯イオンを生じるため溶ける(アンモニア性硝酸銀水溶液)。これは銀鏡反応の試薬なので，アルデヒドを加えると，銀が析出する。

問6　$AgBr$ には感光性がある。

$2AgBr \xrightarrow{\text{光}} 2Ag + Br_2$

問7　$AgBr + 2Na_2S_2O_3$

$\longrightarrow [Ag(S_2O_3)_2]^{3-} + 4Na^+ + Br^-$

ビスチオスルファト
銀(I)酸イオン

Ag^+ の錯イオンは直線系となる。

問8　イオン化傾向のちがいにより，

$$\underset{0}{Zn} + 2Ag^+ \longrightarrow \underset{+2}{Zn^{2+}} + 2Ag$$

問9　析出した Ag を x (mg)とすると，問8の式より，
溶け出した Zn は，

$$\underset{\text{Ag (mol)}}{\frac{x \times 10^{-3}}{108.0}} \times \underset{\text{Zn (mol)}}{\frac{1}{2}} \times 65.0 \times 10^3 = \frac{65}{108 \times 2} x \text{ (mg)}$$

と表すことができる。この質量差が 6.04 mg だから，

$$\underset{\text{析出}}{+ x} - \underset{\text{溶出}}{\frac{65}{108 \times 2} x} = 6.04$$

$$x = \frac{6.04 \times 108 \times 2}{151}$$
$$= 8.64 \text{ (mg)}$$

II

〔解答〕

問1　$\boxed{ア}$f　$\boxed{イ}$d　$\boxed{ウ}$c　$\boxed{エ}$b

問2　a

問3　$\boxed{a}$〜$\boxed{c}$　3.4×10^4 (Pa)

問4　$\boxed{a}$〜$\boxed{c}$　1.2×10^5 (Pa)

問5　e

問6　$\boxed{a}$〜$\boxed{c}$　7.0×10^{-2} (mol)

問7　c

〔出題者が求めたポイント〕

気体の法則(混合気体の分圧)

〔解答のプロセス〕

問3　気体の状態方程式より，

$p_{エタノール} \times 8.3 = 0.10 \times 8.30 \times 10^3 \times (67 + 273)$

$p_{エタノール} = 3.4 \times 10^4 (\text{Pa}) (< \underset{\substack{67℃における \\ 飽和蒸気圧}}{6.40 \times 10^4 (\text{Pa})})$

問4　体積一定$(V = 8.3 (\text{L}))$なので

$P_{N_2} \times 8.3 = 0.40 \times 8.30 \times 10^3 \times (27 + 273)$

$P_{N_2} = 1.2 \times 10^5 (\text{Pa})$

問5　体積一定のとき，圧力は絶対温度に比例する。
27℃において，エタノールがすべて気体と仮定すると，
示す圧力 P は問3の結果より

$$\frac{3.4 \times 10^4}{340} = \frac{P}{27 + 273}$$

$\therefore P = 3.0 \times 10^4 (\text{Pa}) (> \underset{\substack{27℃における \\ 飽和蒸気圧}}{0.90 \times 10^4 (\text{Pa})})$

図において，

$(T, P) = (67℃, 3.4 \times 10^4 \text{Pa})，(27℃, 3.0 \times 10^4 \text{Pa})$
の2点を結ぶ直線と，蒸気圧曲線との交点の温度が求める温度である。

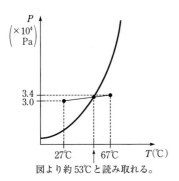

図より約 53℃ と読み取れる。

問6　飽和蒸気圧の分だけ，気体として存在できるので，気体のエタノールの物質量を x (mol)($0 < x < 0.10$) とおくと，

$0.90 \times 10^4 \times 8.3 = x \times 8.30 \times 10^3 \times (27 + 273)$
（27℃における蒸気圧）

$x = 0.030$ (mol)

よって，

（液体として存在する分）$= 0.10 - 0.030$
$= 0.070$ (mol)

問7　外圧(1.0×10^5 Pa)一定で変化させているので，エタノールがすべて気体として存在するとき，

$P_{エタノール(気)} = 1.0 \times 10^5 \times \dfrac{0.10}{0.10 + 0.40}$

（　（分圧）　=　（全圧）　×（モル分率））

$\therefore\ P_{エタノール(気)} = 2.0 \times 10^4$ (Pa)

よって，液体が生じるまでは，エタノールの分圧は 2.0×10^4 (Pa) に保たれるので，図より，約 43℃ と読みとれる。

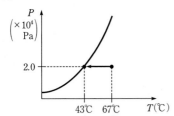

Ⅲ

〔解答〕

問1　e

問2　a

問3　ア j　イ e　ウ b

問4　h

問5　d

問6　a

問7　d

〔出題者が求めたポイント〕

芳香族有機化合物（ハロゲン化）

〔解答のプロセス〕

問1　ア．付加反応

$H-C{\equiv}C-H + 2H_2 \longrightarrow CH_3-CH_3$

イ．付加反応

$\underset{H}{\overset{H}{{>}}}C=C\underset{H}{\overset{H}{{<}}} + H_2O \longrightarrow CH_3-CH_2-OH$

ウ．酸化反応

トルエン　$\xrightarrow[\text{(中性条件)}]{KMnO_4}$　COO^-K^+

エ．脱水反応

$H-\underset{\underset{\fbox{H}}{|}}{\overset{\overset{H}{|}}{C}}-\underset{\underset{\fbox{OH}}{|}}{\overset{\overset{H}{|}}{C}}-H \longrightarrow \underset{H}{\overset{H}{{>}}}C=C\underset{H}{\overset{H}{{<}}} + H_2O$

エタノール　　　　　エチレン

問2　ベンゼンへの置換反応には Fe を触媒として用いる。

問4　ア．誤　ナトリウムフェノキシドは塩なので，水に可溶だが、油状物質のフェノールは水にほとんど溶けない。

イ．正　フェノールが遊離して白濁する。

$ONa + H_2O + CO_2 \longrightarrow OH + NaHCO_3$

フェノールの油滴が分散するため，白く見える。

ウ．正

エ．誤　電離により生じたフェノキシドイオンが加水分解反応をおこすため，塩基性を示す。

参考
フェノキシドイオンの電離定数は
$K_b = 1 \times 10^{-4}$ (mol/L)程度。

問5　A の構造：

OH，Br，Br，Br（2,4,6位にBr）

問6　フェノールでは，臭素化がおこった水素原子が 3 個ないし 2 個であるのに対し，ベンゼンでは 1 個しかおこらない。

問7　A…2,4,6-トリブロモフェノール（分子量：331）

B…ジブロモフェノール（分子量：252）

下線部②より，

$\dfrac{7.56}{252} \times \dfrac{80\%}{10\%} \times 331 = 79.44$ (g)

B(mol)　A(mol)

Ⅳ

〔解答〕

問1　正反応…b，逆反応…c

問2　e

問3　a〜c 1.15 (mol)

問4　d

問5　ア…a，イ…b，ウ…a，エ…a

問6　b

〔出題者が求めたポイント〕

反応の速さと化学平衡（エステル化の平衡）

〔解答のプロセス〕

問2　ヨードホルム反応がおこる構造は，

$$CH_3-\underset{\underset{OH}{|}}{CH}-R \quad または \quad CH_3-\underset{\underset{O}{\|}}{C}-R$$

（R は水素原子またはアルキル基）

問3

$$CH_3COOH + C_2H_5OH \rightleftharpoons CH_3COOC_2H_5 + H_2O$$

前	1.00	2.00	0	0　(mol)
反応	-0.850	-0.850	$+0.850$	$+0.850$
平衡	0.150	1.150	0.850	0.850

問4　体積を V(L) とおくと，

$$K = \frac{[CH_3COOC_2H_5][H_2O]}{[CH_3COOH][C_2H_5OH]}$$

$$= \frac{\left(\dfrac{0.850}{V}\right)\left(\dfrac{0.850}{V}\right)}{\left(\dfrac{0.150}{V}\right)\left(\dfrac{1.150}{V}\right)}$$

$$= 4.18\cdots$$

$$\fallingdotseq 4.2$$

問5　ルシャトリエの原理より，外部からの変化を打ち消す方向へ平衡は移動する。

ア．CH_3COOH の濃度を減少させる方向へ移動。

イ．H_2O の濃度を減少させる方向へ移動。

ウ．新たに酢酸と水を加えた直後のモル濃度を考える。

$$\frac{[CH_3COOC_2H_5][H_2O]}{[CH_3COOH][C_2H_5OH]} = \frac{0.85 \times (0.85+1)}{(0.15+1)(1.15)}$$

$$= 1.18\cdots$$

$$\fallingdotseq 1.2$$

この値は問4で求めた $K (=4.2)$ より小さいので，値が大きくなる，つまり，右辺の量が増加する方向へ反応が進み平衡に達することがわかる。

エ．濃硫酸は触媒だが，生成した水を反応糸から取り除く役割もするので，平衡は右に移動する。

問6　$\boxed{A}$ を x mol とおくと，

$$CH_3COOH + C_2H_5OH \rightleftharpoons CH_3COOC_2H_5 + H_2O$$

前	x	3.00	0	0　(mol)
反応	-2.00	-2.00	$+2.00$	$+2.00$
平衡	$x-2.00$	1.00	2.00	2.00

平衡定数の式に代入して，

$$K = \frac{2.00 \times 2.00}{(x-2.00) \times 1.00} = 4.2$$

$$\therefore\ x = 2.95\cdots \fallingdotseq 3.0 \ (mol)$$

平成27年度

問 題 と 解 答

英　語

問題

27年度

A日程

Ⅰ　次の英文を読み，設問に答えなさい。（40点）

1　　I have started out 2002 looking at life from a new perspective. My height
has been reduced by half and the world around me seems much taller. For a
while, I will be living out of a wheelchair.
(1)

2　　I had a paraglider accident and messed up my leg. I know "messed up" is
not a great word and leaves a lot to the imagination, but to be honest, the doctors
and I are not exactly sure what is wrong, just that there is nerve, bone and
ligament* damage and that it will heal in time.
(2)

3　　Living out of a wheelchair is not the greatest of joys, but I am grateful that
I have one. There are many people in the world with far worse disabilities who
don't have the paved* infrastructure, or even a wheelchair. There are also people
who have to spend their whole lives on wheels.
(3)(4)

4　　My new wheels have taught me a great deal. When I was young, my
grandfather would often say, "You don't know how someone feels until you have
walked in their shoes." In other words, unless you have similar experiences to that
person you can't understand their feelings.

5   As I go shopping or commute to work, I am half the height that I normally am and twice as wide. I am slower and can't go up stairs or carry things. Normally, as I take trains or walk down the street, I can look over most people's heads, but now my field of vision is crowded with a sea of bottoms*. I have also been surprised at how many people are totally ignorant of wheelchair users.

6   Of course there are the very inconsiderate people who are selfish and misuse the parking spots for the disabled, and the people who park bicycles so that they block sidewalks and doorways. But these people are the exception. Most people are kind and considerate, just oblivious* to disabled people around them. Unless they have been in a wheelchair or know of someone who has, it is hard to appreciate what it is like to use one.

7   Like most of you, I would never use a disabled person's parking space unless I was disabled. Nor would I intentionally do anything unkind. I don't think that I am a thoughtless person. But sometimes I just don't think. Having been in a wheelchair has really helped me think about others in wheelchairs. I would not wish an accident or any pain on anyone, but I would suggest that everyone spend at least a day in someone else's wheels. It would help us gain a barrier-free heart and improve so-called "barrier-free" facilities.

(Source: *Ready to Start? — Developing the Four Skills: An Advanced Course*. Shohakusha, 2004)

(注) ligament* 靭帯
      paved* 舗装された
      a sea of bottoms* 多くのお尻
      oblivious* 気がつかない

問1　下線部(1)～(10)の語句の文中での意味として最も適切なものを，(A)～(D)の中から一つ選びなさい。

(1)　(A)　viewpoint　　(B)　development　　(C)　employment　　(D)　establishment

(2)　(A)　controlled　　(B)　bent　　(C)　crossed　　(D)　injured

(3)　(A)　stressful　　(B)　hopeful　　(C)　thankful　　(D)　harmful

(4)　(A)　long　　(B)　usual　　(C)　entire　　(D)　actual

(5)　(A)　scenery　　(B)　area　　(C)　point　　(D)　line

(6)　(A)　taking care　　(B)　capable　　(C)　getting rid　　(D)　unaware

(7)　(A)　honest　　(B)　caring　　(C)　impolite　　(D)　genuine

(8)　(A)　expect　　(B)　describe　　(C)　understand　　(D)　define

(9)　(A)　with ease　　(B)　on purpose　　(C)　with pleasure　　(D)　on occasion

(10)　(A)　obstacle　　(B)　guard　　(C)　condition　　(D)　task

問2　(1)～(5)の英文の空所に入る最も適切なものを，(A)～(D)の中から一つ選びなさい。

(1)　According to paragraphs 1 and 2, the writer _____

　　(A)　had a car accident but continued paragliding after 2002.

　　(B)　started a career as a doctor in a developing country in 2002.

　　(C)　started paragliding again in spite of the accident in 2002.

　　(D)　had a serious accident and started using a wheelchair in 2002.

(2)　According to paragraph 3, the writer _____

　　(A)　was happy because he can start paragliding again.

　　(B)　realized that there are people less fortunate than himself.

　　(C)　thought that he should export wheelchairs to foreign countries.

　　(D)　was unhappy because he can't buy a wheelchair.

(3) According to paragraphs 4 and 5, _____

　(A) the writer's grandfather said that it is difficult to understand others' feelings.

　(B) the writer's grandfather has tried making many kinds of shoes.

　(C) the writer does not mind commuting by train because of the crowds.

　(D) the writer often forgets about his wheelchair when he goes out shopping.

(4) According to paragraph 6, the writer _____

　(A) feels that the number of rude people is increasing.

　(B) finds it easy to park his vehicle.

　(C) thinks that many people overlook disabled people.

　(D) knows some people who would like to use a wheelchair.

(5) According to paragraph 7, _____

　(A) the writer did not like to use a car after the accident.

　(B) you won't have a painful experience using a wheelchair.

　(C) spending a day in a wheelchair does not require much patience.

　(D) having a similar experience is sure to help us understand others.

Ⅱ 1〜12の英文の空所に入る最も適切なものを，(A)〜(D)の中から一つ選びなさい。(24点)

1. Reports should be submitted ＿＿＿＿＿＿＿ the end of the month.

  (A) until   (B) by   (C) within   (D) to

2. In the morning I lay on my bed and listened to night birds ＿＿＿＿＿＿＿.

  (A) sung   (B) singing   (C) to sing   (D) sang

3. He ＿＿＿＿＿＿＿ on the right because he has lived in the U.S. for eleven years.

  (A) used to driving   (B) is used to drive

  (C) used to have driven   (D) is used to driving

4. The hotel ＿＿＿＿＿＿＿ the concert will be held is near the city center.

  (A) where   (B) which   (C) what   (D) whose

5. The influence of cellphones ＿＿＿＿＿＿＿ children has not been studied thoroughly.

  (A) of   (B) to   (C) in   (D) on

6. It is ＿＿＿＿＿＿＿ that a big earthquake will hit Tokyo within the next ten years.

  (A) easy   (B) difficult   (C) likely   (D) hard

7. ＿＿＿＿＿＿＿ a little more money, I could have spent the winter holidays in Hawaii.

  (A) If only   (B) But for   (C) With   (D) Despite

8. I don't like him because he always ＿＿＿＿＿＿＿ everything I do.

  (A) finds fault with   (B) gets along with

  (C) looks up to   (D) drops in at

9. My son had a fever this morning, so I _____ and looked after him.

   (A) took a rest   (B) had a day out

   (C) had a feeling   (D) took a day off

10. Although we did our best to score, our team _____ the game.

   (A) lost   (B) missed   (C) failed   (D) defeated

11. She started writing the report four hours ago and she is _____ working on it.

   (A) only   (B) still   (C) already   (D) yet

12. They did not hire Sam because he didn't _____ all the requirements for the position.

   (A) need   (B) watch   (C) meet   (D) repeat

Ⅲ 1～4の日本文と同じ意味になるように，(A)～(H)の語句を並べ替えて英文を完成させ，(1)～(12) の空所に入るものを記号で答えなさい。ただし，文頭に来る語句も小文字で表記してあります。(12点)

1. 火災の場合は，落ち着いて非常口を示す標識にしたがってください。

(　　)(1)(　　)(　　), (2)(　　)(3)(　　) the signs indicating the emergency exits.

(A) case 　　　　 (B) calm 　　　　 (C) and 　　　　 (D) fire

(E) of 　　　　 (F) in 　　　　 (G) follow 　　　　 (H) stay

2. 将来世界がどうなるのかだれにもわかりません。

(4)(　　)(　　)(5)(　　)(　　)(6)(　　) the future.

(A) in 　　　　 (B) no one 　　　　 (C) become 　　　　 (D) what

(E) tell 　　　　 (F) will 　　　　 (G) of the world 　　　　 (H) can

3. この世を動かすのは経済だと言う人もいます。

Some people say that (　　)(7)(　　)(8)(　　)(　　)(9)(　　).

(A) the world 　　 (B) around 　　 (C) is 　　 (D) the economy

(E) go 　　　　 (F) it 　　　　 (G) that 　　　　 (H) makes

4. それまで彼が何カ月も重ねてきた苦労がすべて無駄になりました。

(　　)(10)(　　)(11)(　　)(12) many months (　　)(　　) nothing.

(A) for 　　　　 (B) had 　　　　 (C) all 　　　　 (D) to

(E) the efforts 　 (F) he 　　　　 (G) came 　　　　 (H) made

IV 1〜4の会話の空所に入る最も適切なものを，(A)〜(D)の中から一つ選びなさい。(12点)

1.
Joe: Do you know why Justin didn't make it to the morning class today?

Emily: No, not for sure, _____ I wouldn't be surprised if he stayed home.

Joe: No, it isn't that. I saw him in the elevator early this morning.

Emily: Oh, well, then I don't know. Maybe he forgot about it.

   (A) but I know he is a serious guy.

   (B) so we had better ask the professor why.

   (C) but he had a nasty cough yesterday.

   (D) so he said he would come today.

2.
Kate: I went mountain climbing with John last weekend.

Mitsu: Did you have a good time?

Kate: _____

Mitsu: Sure, tell me next time you're going.

   (A) Sorry, but I have another plan.

   (B) If only he were here! We could have gone together.

   (C) Why is that? It seems interesting.

   (D) Yes. Why don't you come along sometime.

3.   Cara: Spring is my favorite season, because of all the flowers.

             Eddy: Personally I prefer autumn because the weather cools down and it is less humid.

             Cara: Yes, I agree. It is a nice time of the year. What's the worst time of the year for you?

             Eddy: Well, _____

             Cara: It's hard for me to decide which is more unbearable — the heat of summer or the cold winter mornings.

        (A)   I'd like to take a trip in the spring to get away from it all.

        (B)   winter is a magical time with the white snow.

        (C)   I don't really care for the sub-zero temperatures after New Year.

        (D)   summer means a lot of swimming which is good exercise.

4.   Local resident: Are you visiting from somewhere?

    University student: Yes, I'm visiting from Japan, actually.

       Local resident: Are you here on vacation?

    University student: No, I'm going to be studying at Midtown University.

       Local resident: Oh really! _____

    University student: Thanks, I will. My host family loves to go for walks every day.

        (A)   I love this place. This is my second time to visit here.

        (B)   Make sure that you see all the beaches. They are so beautiful here.

        (C)   Are you having fun? It's a quiet place but there are lots of things to see.

        (D)   So, you'll be living with a family here in town?

V 次の英文を読み，1 ～ 4 の質問の答えとして最も適切なものを，(A)～(D)の中から一つ選びなさい。（12点）

Auckland University International House:
Codes of Conduct and Behavior

The International House (I-House) was founded in 1950 to provide a place for international students to live comfortably with members of other cultures. Please be respectful of your fellow I-House members by following these rules of conduct. We thank you for your cooperation and welcome you to the I-House at Auckland University!

Paul Kirwan, Director, International House, Auckland University

Quiet Hours

Quiet Hours: 10:00 p.m. to 10:00 a.m.

- Please be respectful of your neighbors.
- Refrain from playing loud music or being excessively noisy.

Guests

- Five overnight guest rooms are available on the first floor.
- Residents must register their guests at the reception counter before their stay.

Charges	For 1 person
Room rate including cleaning, linens and utilities	NZ$30
Breakfast	NZ$15

*Please note that guests may not stay for more than TWO nights in a row unless they have special permission from the I-House director.

Coin Laundry

Washers and dryers are available for residents' use and are located in the basement near the vending machines. Please be sure to remove your clothing from the machine promptly when the washer or dryer cycle has finished. Also, please be sure you close and lock the laundry room door securely when you have finished.

Welcome to I-House. We hope you enjoy your time with us!

(Source: *Effective Approaches to Grammar and Reading on the TOEIC*[k] *Test.* Asahi Press, 2010)

1. Which statement about I-House is true?

   (A) I-House is a famous language learning center.

   (B) I-House was established as a student residence in 1950.

   (C) People in Auckland use I-House as a city hall.

   (D) Paul Kirwan founded I-House in 1950.

2. How much would it cost for two guests to stay a night with breakfast?

   (A) Thirty NZ dollars.

   (B) Forty-five NZ dollars.

   (C) Sixty NZ dollars.

   (D) Ninety NZ dollars.

3. What should residents avoid doing in I-House?

   (A) Playing music at lunchtime.

   (B) Inviting guests.

   (C) Leaving their clothing in the washers after washing.

   (D) Following the rules of conduct.

4. Which of the following statements is true?

   (A) You should close and lock the laundry room door when you leave.

   (B) You are not allowed to play music at any time.

   (C) You don't have to inform the reception counter of your guest's arrival in advance.

   (D) Guests are allowed to stay in I-House for a week without any permission.

数 学

問題

27年度

$$\boxed{\text{A 日程}}$$

$\boxed{\text{I}}$　次の問 1 ～問 4 の空欄 $\boxed{\text{(ア)}}$ ～ $\boxed{\text{(チ)}}$ に当てはまる整数を 0 ～ 9 から 1 つ選び，該当する
解答欄にマークせよ。ただし分数は既約分数で表せ。(40点)

問1．整式 $P(x)$ を $(x-1)^2$ で割った時の余りは $2x-3$ であり，$P(x)$ を $x-2$ で割った
時の余りは 6 である。このとき，$P(x)$ を $(x-1)^2(x-2)$ で割った時の余りは
$\boxed{\text{(ア)}}\, x^2 - \boxed{\text{(イ)}}\, x + \boxed{\text{(ウ)}}$ である。

問2．$\log_4 6 + \dfrac{1}{3}\log_{\frac{1}{2}} 9 - \log_2 \sqrt[3]{12} + \dfrac{1}{2}\log_8 54 = \boxed{\text{(エ)}}$ である。

問3．$0 \leq x < 2\pi$ において，不等式 $\cos 2x - \sin x > 0$ を満たす x の値の範囲は

$$0 \leq x < \frac{\boxed{\text{(オ)}}}{\boxed{\text{(カ)}}}\pi, \quad \frac{\boxed{\text{(キ)}}}{\boxed{\text{(ク)}}}\pi < x < \frac{\boxed{\text{(ケ)}}}{\boxed{\text{(コ)}}}\pi, \quad \frac{\boxed{\text{(サ)}}}{\boxed{\text{(シ)}}}\pi < x < 2\pi$$

である。

問4．白玉 4 個，赤玉 3 個，黒玉 2 個の入った袋から同時に 3 個の玉を取り出す。このとき，白
玉 2 個，赤玉 1 個を取り出す確率は $\dfrac{\boxed{\text{(ス)}}}{\boxed{\text{(セ)}}\,\boxed{\text{(ソ)}}}$ であり，同じ色の玉が 2 個以上ある確

率は $\dfrac{\boxed{\text{(タ)}}}{\boxed{\text{(チ)}}}$ である。

Ⅱ　次の問１〜問３の空欄　(ア)　〜　(ノ)　に当てはまる整数を 0 〜 9 から１つ選び，該当する解答欄にマークせよ。ただし分数は既約分数で表せ。また，問１の空欄　(あ)　と　(い)　に当てはまるものを【選択欄】から１つ選び，その番号を該当する解答欄にマークせよ。(60点)

問１．条件 $a_1 = 1$，$a_{n+1} = -3a_n + 8$ で定まる数列 $\{a_n\}$ の一般項は

$$a_n = \boxed{(ア)} - \left(- \boxed{(イ)} \right)^{\boxed{(あ)}}$$

であり，初項から第 n 項までの和 S_n は

$$S_n = \frac{\boxed{(ウ)}\, n + \left(- \boxed{(エ)} \right)^{\boxed{(い)}} - 1}{\boxed{(オ)}}$$

である。

【選択欄】

①　$n - 1$　　　　②　n　　　　　　③　$n + 1$

問２．$AB = 6\sqrt{2}$，$AC = 4\sqrt{2}$，$\angle BAC = \dfrac{\pi}{3}$ である $\triangle ABC$ において，その面積 S は

$$S = \boxed{(カ)}\ \boxed{(キ)} \sqrt{\boxed{(ク)}}$$

であり，$\overrightarrow{AB}$ と $\overrightarrow{AC}$ の内積 $\overrightarrow{AB} \cdot \overrightarrow{AC}$ は

$$\overrightarrow{AB} \cdot \overrightarrow{AC} = \boxed{(ケ)}\ \boxed{(コ)}$$

である。また，頂点 A から直線 BC へ下ろした垂線の足を H とすると，

$$\overrightarrow{AH} = \frac{\boxed{(サ)}}{\boxed{(シ)}} \overrightarrow{AB} + \frac{\boxed{(ス)}}{\boxed{(セ)}} \overrightarrow{AC}$$

と表せる。

問３．点 $(1，-3)$ を通り，放物線 $C : y = x^2$ と接する直線は

$$l_1 : y = - \boxed{(ソ)}\, x - \boxed{(タ)}，\quad l_2 : y = \boxed{(チ)}\, x - \boxed{(ツ)}$$

の２本存在し，C と l_1，l_2 の接点はそれぞれ

$$\left(- \boxed{(テ)}，\ \boxed{(ト)} \right)，\quad \left(\boxed{(ナ)}，\ \boxed{(ニ)} \right)$$

である。また，C と l_1，l_2 で囲まれる部分の面積は $\dfrac{\boxed{(ヌ)}\ \boxed{(ネ)}}{\boxed{(ノ)}}$ である。

化 学

問 題

27年度

A 日程

解答にあたって必要ならば，次の数値を用いよ。

原子量　H＝1.0, C＝12.0, N＝14.0, O＝16.0, Cl＝35.5, Cu＝64.0, Ag＝108.0

気体定数　$R = 8.30 \times 10^3 \, \mathrm{Pa \cdot L/(K \cdot mol)}$

$\boxed{\text{I}}$　次の文を読み，問1～5に答えよ。（23点）

　物質を構成する粒子は，その状態（固体・液体・気体）にかかわらず，常に運動している。このような運動を $\boxed{\text{ア}}$ 運動という。温度が上がると粒子が激しく $\boxed{\text{ア}}$ 運動し，そのエネルギーが分子間の引力を上回ることで状態変化が生じる。したがって，一般に分子間の引力が $\boxed{1}$ 物質ほど，状態変化を生じるために必要な温度は高くなる。このような分子間にはたらく引力を分子間力という。分子間力のうち，全ての分子間で働く弱い引力を $\boxed{\text{イ}}$ といい，電気陰性度の大きい原子の間に水素原子をはさんでできる分子間の結合を $\boxed{\text{ウ}}$ 結合という。一方，陽イオンと陰イオンの間の静電気的な引力によって生じる結合をイオン結合という。イオン結合は $\boxed{\text{ウ}}$ 結合に比べて結合力が $\boxed{2}$ 。陽イオンと陰イオンがイオン結合によって規則正しく配列した結晶をイオン結晶といい，結晶全体としては電気的に $\boxed{\text{エ}}$ になっている。

問1　$\boxed{\text{ア}}$ ～ $\boxed{\text{エ}}$ に最も適する語句をそれぞれa～lから選んでマークせよ。

　　a．陰性　　　b．起電力　　　c．共有　　　d．金属　　　e．クーロン力

　　f．水素　　　g．中性　　　h．熱　　　i．光　　　j．ファンデルワールス力

　　k．励起　　　l．陽性

問2　$\boxed{1}$ および $\boxed{2}$ に該当する語句をそれぞれaあるいはbから選んでマークせよ。ただし，必要ならば繰り返し選んでよい。

　　a．強い　　　b．弱い

問3　$\boxed{\text{ウ}}$ 結合が原因で生じる現象として最も適するものをa～dから選んでマークせよ。

　　a．塩化ナトリウムの結晶はかたいが強い力にはもろい。

　　b．スクロースは水によく溶ける。

　　c．黒鉛は薄くはがれやすい。

　　d．ベンゼンの一部が凝固すると底に沈む。

問 4　イオンからなる物質の組合せとして正しいものを a ～ e から選んでマークせよ。

　　　a ．$(Al(OH)_3, H_2O)$　　　b ．$(Cu, CaCl_2)$　　　　　c ．(CuO, NO_2)

　　　d ．(KBr, SiO_2)　　　　　e ．$(NaOH, Na_2SO_4)$

問 5　イオン結合でできた化合物の電気伝導性に関する記述として正しいものを a ～ d から選ん
　　　でマークせよ。

　　　a ．固体は電気を通さないが，水溶液は電気を通す。

　　　b ．固体は電気を通すが，水溶液は電気を通さない。

　　　c ．固体および水溶液ともに電気を通す。

　　　d ．固体および水溶液ともに電気を通さない。

Ⅱ 次の文を読み，問 1 ～ 7 に答えよ。(27点)

　電解質の水溶液に電極を入れ，直流電流を流して酸化還元反応を起こさせることを電気分解という。このとき，水溶液に含まれるイオン化傾向の $\boxed{1}$ 金属イオンは還元されて $\boxed{2}$ に析出する。

　いま，図 1 のように，電解槽 **A**，**B** および **C** に，それぞれ希硫酸，硝酸銀水溶液および塩化銅(Ⅱ)水溶液を 0.500 L ずつ入れ，すべての電極に白金電極を用いて電気分解したところ，電極④に銀 1.62 g が析出した。このとき，電解槽 **B** の硝酸銀水溶液の濃度は 4.25×10^{-1} mol/L であった。

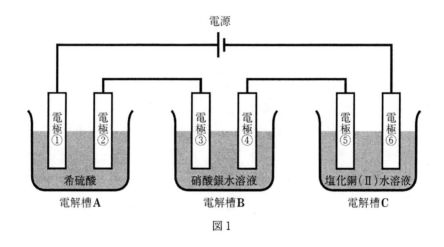

図 1

問 1　$\boxed{1}$ および $\boxed{2}$ に該当する語句をそれぞれ a ～ d から選んでマークせよ。
　　a．陰極　　　b．大きい　　　c．小さい　　　d．陽極

問 2　下線部の電気分解で電極①に起こる反応は下式で表される。$\boxed{\text{ア}}$ ～ $\boxed{\text{ウ}}$ に該当する数字をそれぞれ選んでマークせよ。
　　$\boxed{\text{ア}}$ H_2O $\longrightarrow$ O_2 + $\boxed{\text{イ}}$ H^+ + $\boxed{\text{ウ}}$ e^-

問3 下線部の電気分解で電極⑤に起こる現象として最も適するものを a ～ d から選んでマークせよ。

 a．水素が発生する。

 b．酸素が発生する。

 c．塩素が発生する。

 d．銅が析出する。

問4 下線部の電気分解を通して電解槽 C の電極に析出した銅の質量を $\boxed{a}$ ． $\boxed{b}$ $\boxed{c}$ × 10$^{-\boxed{d}}$ g と表すとき，a ～ d に該当する数字をそれぞれマークせよ。

問5 下線部の電気分解を通して電極③で発生した気体の体積を標準状態で $\boxed{a}$ $\boxed{b}$ mL と表すとき，a および b に該当する数字をそれぞれマークせよ。

問6 下線部において，電気分解を行う前の電解槽 B の硝酸銀水溶液の濃度を $\boxed{a}$ ． $\boxed{b}$ $\boxed{c}$ × 10$^{-\boxed{d}}$ mol/L と表すとき，a ～ d に該当する数字をそれぞれマークせよ。ただし，電気分解の前後で硝酸銀水溶液の体積変化は無視できるものとする。

問7 下線部の電気分解で電解槽 B に起こる pH 変化として正しいものを a ～ c から選んでマークせよ。

 a．大きくなる b．小さくなる c．変化しない

Ⅲ 次の文を読み，問1〜7に答えよ。ただし，一酸化炭素（気），二酸化炭素（気）および水（液）の生成熱はそれぞれ111, 394および286 kJ/mol，水の蒸発熱は44 kJ/molとする。（24点）

物質が変化するとき出入りする熱量（反応熱）は，変化する前の状態と変化した後の状態だけで決まり，変化の過程には無関係である。これを $\boxed{1}$ の法則という。

赤熱したコークス（炭素）に高温の水蒸気を反応させると，式（ア）に示すように，一酸化炭素と水素が得られる。

$$C（固） + H_2O（気） \longrightarrow CO（気） + H_2（気） \quad \cdots\cdots\cdots（ア）$$

ここに，一酸化炭素と水素からなる混合気体Aがある。①<u>A 4.48 L（標準状態）の質量は3.00 gであった</u>。また，②<u>A 4.48 L（標準状態）を完全に燃焼させたところ，Q〔kJ〕の熱が発生した</u>。

問1 $\boxed{1}$ に該当する語句をa〜fから選んでマークせよ。

    a．アボガドロ   b．質量保存   c．ファントホッフ

    d．ヘス   e．ヘンリー   f．ボイル・シャルル

問2 式（ア）で表される反応は，吸熱反応または発熱反応のいずれか。該当するものをaあるいはbから選んでマークせよ。

    a．吸熱反応   b．発熱反応

問3 水素と同じ捕集方法で捕集することが最も適する気体をa〜eから選んでマークせよ。

    a．アンモニア   b．一酸化窒素   c．塩素   d．二酸化硫黄   e．二酸化窒素

問4 一酸化炭素の性質として最も適するものをa〜fから選んでマークせよ。

    a．刺激臭をもち，水によく溶け，水溶液は弱塩基性を示す。

    b．刺激臭をもち，水によく溶け，水溶液は弱酸性を示す。

    c．刺激臭をもち，水に溶けにくい。

    d．無臭で，水によく溶け，水溶液は弱塩基性を示す。

    e．無臭で，水によく溶け，水溶液は弱酸性を示す。

    f．無臭で，水に溶けにくい。

問5　下線部①において，**A** に含まれる一酸化炭素と水素の物質量の比を，$CO : H_2 = 1 : \boxed{X}$ と表すとき，$\boxed{X}$ に該当する数字をマークせよ。

問6　下線部②において，**A** の完全燃焼に必要な空気の量を標準状態で $\boxed{a}\,\boxed{b}\,.\,\boxed{c}$ L と表すとき，a～c に該当する数字をそれぞれマークせよ。ただし，空気は窒素：酸素の体積比 4：1 の混合物とする。

問7　下線部②の Q を $\boxed{a}\,\boxed{b}\,.\,\boxed{c}$ kJ と表すとき，a～c に該当する数字をそれぞれマークせよ。ただし，生成する水は液体とする。

Ⅳ 次の文を読み，問 1 ～ 7 に答えよ。(26点)

一般式 C_nH_{2n} で表される化合物 A（沸点 67℃）がある。A を用いて以下の実験を行った。

実験Ⅰ：A を内容積 0.830 L の丸底フラスコに入れ，小さな穴をあけたアルミ箔でフタをした。フラスコを熱湯に浸し，A を完全に蒸発させて空気をすべて追い出し，①フラスコの内部を A の蒸気で満たした。このフラスコを冷却すると，②フラスコ内の蒸気は凝縮し，液体 2.27 g が底にたまった。

実験Ⅱ：A を ③少量の臭素水に加えると，臭素の色が直ちに消えた。

実験Ⅲ：A に硫酸酸性の過マンガン酸カリウム水溶液を加えて完全に反応させると，中性物質 B と酸性物質 C が得られた。この反応は，次のように進行する。

$$\underset{R^2}{\overset{R^1}{C}}=\underset{H}{\overset{R^3}{C}} \xrightarrow{KMnO_4} \underset{R^2}{\overset{R^1}{C}}=O \ + \ O=\underset{OH}{\overset{R^3}{C}} \qquad (R^1 \sim R^3 は，アルキル基を表す)$$

実験Ⅳ：B にヨウ素と水酸化ナトリウム水溶液を加えて温めると，淡黄色の沈殿 D が生じた。

実験Ⅴ：C 0.100 mol を完全燃焼すると，27℃，1.00×10^5 Pa で 7.47 L の二酸化炭素が生じた。

問 1 C_5H_{10} で表される化合物には，二重結合を有する構造異性体が ア 個存在する。 ア に該当する数字をマークせよ。ただし，幾何異性体も数に含めるものとする。

問 2 下線部①において，フラスコ内に存在する A の物質量として最も近い数値を a ～ f から選んでマークせよ。ただし，このときの A の蒸気の温度を 97℃，圧力を 1.00×10^5 Pa とする。

    a．2.70×10^{-1} b．3.66×10^{-1} c．5.40×10^{-1}

    d．2.70×10^{-2} e．3.66×10^{-2} f．5.40×10^{-2}

問 3 下線部②において，A の分子量を a b と表すとき，a および b に該当する数字をそれぞれマークせよ。ただし，A の蒸気圧は無視できるほど小さいものとする。

問4　下線部③の操作を行ったとき，同じように臭素の色が消える化合物の組合せとして正しい
　　　ものを a～e から選んでマークせよ。

　　　　a．（エタノール，エチレン）　　　　　　　b．（アセチレン，ジエチルエーテル）

　　　　c．（アセトアルデヒド，ヘキサン）　　　　d．（アセチレン，ブテン）

　　　　e．（シクロヘキサン，プロペン）

問5　B に該当する化学式を a～h から選んでマークせよ。

　　　　a．CH_3OH　　　　　　　b．CH_3CH_2OH　　　　　c．$CH_3CH(OH)CH_3$

　　　　d．$HCHO$　　　　　　　e．CH_3COCH_3　　　　　f．CH_3CHO

　　　　g．CH_3CH_2CHO　　　　h．$CH_3CH_2COCH_3$

問6　C に該当する化合物の名称を a～e から選んでマークせよ。

　　　　a．ギ酸　　　　　　　　b．酢酸　　　　　　　　c．シュウ酸

　　　　d．プロピオン酸　　　　e．酪酸

問7　D に該当する化学式を a～d から選んでマークせよ。

　　　　a．CH_3I　　　　　b．CH_2I_2　　　　c．CHI_3　　　　d．CI_4

英　語

解答

27年度

Ⅰ

〔解答〕

問1.　(1)A　(2)D　(3)C　(4)C　(5)B　(6)D　(7)B
　　　(8)C　(9)B　(10)A

問2.　(1)D　(2)B　(3)A　(4)C　(5)D

〔選択肢の意味〕

問1.　(1) (A)観点　(B)発展　(C)雇用　(D)設立
　　　(2) (A)抑制した　(B)曲げた
　　　　　(C)交差させた　(D)傷つけた
　　　(3) (A)ストレスのある　(B)希望に満ちた
　　　　　(C)感謝している　(D)害のある
　　　(4) (A)長い　(B)通常の
　　　　　(C)全体の　(D)実際の
　　　(5) (A)景色　(B)区域　(C)点　(D)線
　　　(6) (A)～を世話する　(B)～ができる
　　　　　(C)～を取り除く　(D)～に気づかない
　　　(7) (A)正直な　(B)親切な
　　　　　(C)無作法な　(D)本物の
　　　(8) (A)期待する　(B)描写する
　　　　　(C)理解する　(D)定義する
　　　(9) (A)簡単に　(B)わざと
　　　　　(C)喜んで　(D)時折
　　　(10) (A)障害　(B)監視　(C)条件　(D)職務

問2. 質問と選択肢の意味

(1)第1段落と第2段落によれば、筆者は
　(A)車の事故に遭ったが、2002年以降、パラグライ
　　ダーを続けた。
　(B)2002年に発展途上国で医師としての経歴をスター
　　トさせた。
　(C)2002年の事故にもかかわらず、またパラグライ
　　ダーを始めた。
　(D)重大事故に遭って、2002年に車いすを使い始め
　　た。

(2)第3段落によれば、筆者は
　(A)またパラグライダーを始められるのでうれしかっ
　　た。
　(B)自分よりも不運な人たちがいるのに気がついた。
　(C)外国に車いすを輸出しなければならないと思っ
　　た。
　(D)車いすを買うことができないのでがっかりした。

(3)第4段落と第5段落によれば、
　(A)筆者の祖父は人の気持ちを理解するのは難しいと
　　言った。
　(B)筆者の祖父はたくさんの種類の靴を作ろうとした
　　ことがあった。
　(C)筆者は大勢の人たちのが乗っているからといっ
　　て、電車で通勤するのを気にしていない。
　(D)筆者は外に買い物に行くとき、車いすに乗ってい
　　ることをよく忘れる。

(4)第6段落によれば、筆者は

(A)乱暴な人々の数が増えていると感じている。
(B)自分の車を駐車させるのは易しいとわかってい
　る。
(C)多くの人が障害を持っている人々を見過ごしてい
　ると考えている。
(D)車いすを使いたい人々がいるのを知っている。

(5)第7段落によれば、
　(A)筆者は事故の後、車を使いたくないと思った。
　(B)あなたは車いすを使うという苦しい経験を持つこ
　　とはないだろう。
　(C)車いすに乗って1日過ごすことはあまり忍耐を必
　　要としない。
　(D)同じような経験をすることはきっと、他の人たち
　　を理解する助けとなる。

〔全訳〕

　私は人生を新しい観点から見ることで2002年を踏み
出した。私の高さは半分になり、私の周りの世界はぐっ
と高いように見える。しばらくの間、私は車いすで暮ら
すことになる。

　私はパラグライダーの事故に遭って、脚をめちゃめ
ちゃにした。「めちゃめちゃにした」というのがいい言
葉でなく、想像に任せてしまうところが大いにあるとわ
かってはいるが、正直に言うと、医師たちも私もどこが
悪いのかよくわからず、ただ、神経や骨や靭帯にけがが
あることと、しばらくしたら治ることだけわかっている
のだ。

　車いすで生活することが最高に喜ばしいわけではない
が、私は車いすを持っていることに感謝している。世界
には、舗装された道もなく車いすさえない、はるかに
もっと大変な障害を抱えた人たちがたくさんいる。ま
た、全人生を車いすに乗って過ごさなければならない人
たちもいる。

　私の新しい車いすは私に多くのことを教えてくれてい
る。私が子どもの頃、祖父がよく言ったものだ。「人の
気持ちはその人の靴を履いて歩いてみなければわからな
い。」言い換えれば、同じような経験をしなければ、相
手の気持ちを理解することはできないということだ。

　買い物に行くときや通勤のとき、私は通常の半分の高
さで2倍の横幅である。動きは遅くなっているし、階段
を上ったり物を運んだりができない。通常は電車に乗っ
たり道を歩いたりするとき、私はほとんどの人の頭越し
に見ているのだが、今私の視界は多くのお尻でごった返
している。私はまた、どんなに多くの人たちが車いすの
人に全く無関心なのかに驚いてもいる。

　もちろん、利己的で障害者専用駐車スペースを間違っ
て使っている非常に思いやりのない人たちはいるし、歩
道や入口をふさぐように自転車を停めている人たちもい
る。しかしこのような人々は例外である。ほとんどの
人々は親切で思いやりがある。ただ周りの障害者に気が
つかないだけなのだ。自分が車いすに乗ったことがな

く、車いすの人を知っているのでなければ、車いすを使うということがどういうことなのかを理解するのは難しい。

　あなた方のほとんどと同じく、私も自分が障害を持ってなければ、障害者用の駐車スペースを使うことはないだろう。また意図的になにか不親切なことをすることもないだろう。私は自分が思慮のない人間だとは思っていない。だが、時に全然考えていないときがある。自分が車いすに乗ったことが、車いすに乗っているほかの人たちのことを考えるのを助けてくれた。誰も事故や痛い思いをするのを望まないが、みんな少なくとも1日、人の車いすに乗って過ごしてはどうだろう。そうすれば私たちがバリアフリーの精神を理解し、いわゆる「バリアフリー」設備を改善していく助けとなるだろう。

Ⅱ
〔解答〕
1. B　2. B　3. D　4. A　5. D　6. C
7. C　8. A　9. D　10. A　11. B　12. C

〔正解を入れた訳と解法のヒント〕
1. レポートは月末までに提出しなければならない。
　　「～までに(期限)」by the end of ～
2. 私は朝、ベッドに寝ていて、フクロウが鳴いているのを聞いた。
　　「(O)が～する(している)のを聞く」listen to ＋(O)＋原形または～ing
3. 彼はアメリカに11年住んでいるので、車の右側通行に慣れている。
　　「～することに慣れている」be used to ～ing
4. コンサートが開かれるホテルはシティセンターの近くだ。
　　関係副詞が適切
5. 携帯電話が子どもたちに与える影響はまだ十分に研究されていない。
　　「～に与える影響」influence on ～
6. おそらく次の10年以内に、東京を大地震が襲うだろう。
　　「おそらく～だろう」It is likely that ～
7. もう少しお金があったら冬休みをハワイで過ごせたのに。
　　仮定法過去(過去完了)の構文で「もし～があったら」は With ～
8. 彼は私のすることにいちいち文句を言うので、私は彼が好きではない。
　　(A)文句を言う　(B)折り合っていく
　　(C)見上げる　(D)立ち寄る
9. 今朝息子が熱を出したので、私は休みを取って面倒を見た。
　　「欠勤する」take a day off
10. 僕たちは点を取ろうとベストを尽くしたが、チームは試合に負けた。
　　「(試合に)負ける」は lose
11. 彼女は4時間前にレポートを書き始め、いまなおやっ

ている。
　　「まだ(～している)」は still
12. サムはその役職の要件を満たしていなかったので、彼らは雇わなかった。
　　「要件を満たす」meet the requirements

Ⅲ
〔解答〕
1. A　2. H　3. C　4. B　5. D　6. G
7. C　8. G　9. E　10. E　11. B　12. A

〔完成した英文と解法のヒント〕
1. In case of fire, stay calm and follow the signs indicating the emergency exits.
　　「～の場合」in case of ～　「落ち着く」stay calm
2. No one can tell what will become of the world in the future.
　　「～はどうなるのだろうか」what will become of ～
3. Some people say that it is the economy that makes the world go around.
　　say that の後は it ～ that の構文
4. All the efforts he had made for many months came to nothing.
　　「(S)が無駄になる」(S) come to nothing

Ⅳ
〔解答〕
1. C　2. D　3. C　4. B

〔選択肢の意味〕
1. (A)けど、僕は彼が真面目なやつだとわかっている。
　(B)から、先生に理由を聞いたほうがいい。
　(C)けど、彼は昨日ひどい咳をしていた。
　(D)から、彼は今日来ると言ってた。
2. (A)残念だけど別の計画がある。
　(B)彼がここにいさえしたらいいのに。私たち一緒に行けたのに。
　(C)どうしてそうなの？面白そうだ。
　(D)ええ。いつか一緒にどう？
3. (A)僕はその全てから逃れるために、春に旅行をしたい。
　(B)冬は白い雪のある不思議な季節だね。
　(C)僕は新年明けの氷点下の気温はあまり好きではない。
　(D)夏はいい運動になる水泳がたくさんできる季節だね。
4. (A)私はここが大好きなの。ここを訪ねるのは2回目よ。
　(B)すべてのビーチに行きなさい。ここのビーチはとてもきれいなのよ。
　(C)楽しんでる？静かなところだけど、見るべきところはたくさんあるわ。
　(D)それじゃ、あなたはこの町の家族と一緒に住むことになるの？

〔全訳〕

1. ジョー：今日の午前のクラスにジャスティンがどうして来ていないのか知ってる？

エミリ：いいえ、よくはわからない＿＿＿＿＿。彼が家にいたとしても驚かないわ。

ジョー：いいえ、そんなことじゃないわ。私、今朝早くエレベーターで彼を見たもの。

エミリ：まあ、それじゃ知らないわ。たぶん忘れたのよ。

2. ケイト：先週の週末、ジョンと山登りに行ったのよ。

ミツ：　楽しかった？

ケイト：＿＿＿＿＿＿＿。

ミツ：　そうね。次に行くときに教えてね。

3. カーラ：春が一番好きな季節だ。だって花がいっぱいだもの。

エディ：僕は個人的には、天候が涼しくなって湿気が少ないから秋の方が好きだな。

カーラ：そうね。いい季節よね。あなたにとって最悪な時はいつなの？

エディ：そうだね、＿＿＿＿＿＿＿。

カーラ：私にとっては、夏の暑さか寒い冬の朝か、どっちが耐え難いか決めるのは難しい。

4. 地域住民：他の所から来たの？

大学生：　はい。実は日本から来ました。

地域住民：休暇で来たの？

大学生：　いいえ、ミッドタウン大学で勉強する予定です。

地域住民：まあ、ほんと？＿＿＿＿＿＿＿＿。

大学生：　ありがとう、そうします。私のホストファミリーは毎日散歩するのが大好きなんです。

V

〔解答〕

1. B　2. D　3. C　4. A

〔全訳〕

オークランド大学インターナショナルハウス：運営と行動の指針

　インターナショナルハウス（Ⅰハウス）は、国内外の学生が他の国の学生たちと快適に住めるような場所を提供するために、1950 年に設立されました。次のような運営規則を守ることによって、ともに入寮しているⅠハウスのメンバーに敬意を払ってください。ご協力に感謝します。そしてオークランド大学インターナショナルハウスへようこそ！

　オークランド大学インターナショナルハウス所長

ポール・カーワン

静かにする時間

　午後 10:00 から午前 10:00 まで

　ー周りの人たちに気を配ってください。

　ー大音響の音楽演奏や過度の騒ぎは控えてください。

訪問客

　ー1 階に宿泊客のための部屋が 5 部屋あります。

　ー 寮生は訪問客の滞在の前に、受付カウンターで客

の登録をしなければなりません。

　　宿泊費は 1 人につき、掃除、タオル他の設備込みで部屋代 30 ニュージーランドドル、朝食 15 ニュージーランドドル

宿泊客は、Ⅰハウスの管理人の特別な許可がある場合を除いて、続けて 2 泊を超えての宿泊はできないことにご注意ください。

コインランドリー

洗濯機と乾燥機は寮生が使うことができ、地下室の自動販売機のそばに設置してあります。洗濯や乾燥のサイクルが終わったら速やかに、機械から服を取り出してください。また、終わったら確実に洗濯室のドアを閉め、鍵をかけるようにしてください。

Ⅰハウスへようこそ。一緒に楽しく生活しましょう。

1. Ⅰハウスについてあてはまるのはどれか。

(A) Ⅰハウスは有名な語学学習センターである。

(B) Ⅰハウスは学生寮として 1950 年に設立された。

(C) オークランドの人々は市庁舎としてⅠハウスを使っている。

(D) ポール・カーワンは 1950 年にⅠハウスを設立した。

2. 2 人の客が朝食付きで一晩泊まる費用はいくらか。

(A) 30 ニュージーランドドル

(B) 45 ニュージーランドドル

(C) 60 ニュージーランドドル

(D) 90 ニュージーランドドル

3. 寮生はⅠハウスで何をしてはいけないのか。

(A) 昼休みに音楽を演奏すること。

(B) 客を呼ぶこと。

(C) 洗濯の後、洗濯機の中に服を残しておくこと。

(D) 運営規則に従うこと。

4. 次の記述のうち合っているのはどれか。

(A) 洗濯室を出るときにはドアを閉め、鍵をかけなければならない。

(B) どんな時でも音楽を演奏することは許されていない。

(C) お客が来ることを事前に受付カウンターに知らせる必要はない。

(D) 客は許可なしに一週間Ⅰハウスに滞在してもよい。

数 学

解答 27年度

Ⅰ

〔解答〕

(1)

ア	イ	ウ
5	8	2

(2)

エ
0

(3)

オ	カ	キ	ク	ケ	コ	サ	シ
1	6	5	6	3	2	3	2

(4)

ス	セ	ソ	タ	チ
3	1	4	5	7

〔出題者が求めたポイント〕

(1) $P(x)=(x-1)^2(x-2)Q(x)+a(x-1)^2+2x-3$
として，$P(2)=6$ で a を求める。

(2) $\log_a b=\dfrac{\log_c b}{\log_c a}$ より底を2にそろえる。

$\log_c c^r=r$, $\log_c MN=\log_c M+\log_c N$
を利用し，$a+b\log_2 3$ の形に変形する。

(3) $\cos 2x=1-2\sin^2 x$
両辺に -1 をかけて，左辺を $\sin x$ について因数分解する。

(4) 同じ色の玉が2個以上ある確率は，白玉，赤玉，黒玉が1個ずつ取り出す確率を求め，1から引く。

〔解答のプロセス〕

(1) $(x-1)^2$ で割った余りが $2x-3$ より
$P(x)=(x-1)^2(x-2)Q(x)+a(x-1)^2+2x-3$
$(P(2)=)a+4-3=6$　∴　$a=5$
余りは，$5(x-1)^2+2x-3=5x^2-8x+2$

(2) $\log_2 4=2$, $\log_2\dfrac{1}{2}=-1$, $\log_2 8=3$ より

与式 $=\dfrac{1}{2}\log_2 6-\dfrac{1}{3}\log_2 9-\dfrac{1}{3}\log_2 12+\dfrac{1}{6}\log_2 54$

$=\dfrac{1}{2}\log_2 2\cdot3-\dfrac{1}{3}\log_2 3^2-\dfrac{1}{3}\log_2 2^2\cdot3$
$\quad +\dfrac{1}{6}\log_2 2\cdot3^3$

$=\left(\dfrac{1}{2}-\dfrac{2}{3}+\dfrac{1}{6}\right)\log_2 2$
$\quad +\left(\dfrac{1}{2}-\dfrac{2}{3}-\dfrac{1}{3}+\dfrac{3}{6}\right)\log_2 3$

$=0\cdot1+0\cdot\log_2 3=0$

(3)

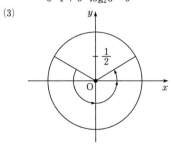

$1-2\sin^2 x-\sin x>0$　より
$2\sin^2 x+\sin x-1<0$

$(2\sin x-1)(\sin x+1)<0$

よって，$-1<\sin x<\dfrac{1}{2}$

従って，$0\leqq x<\dfrac{1}{6}\pi$, $\dfrac{5}{6}\pi<x<\dfrac{3}{2}\pi$,

$\dfrac{3}{2}\pi<x<2\pi$

(4) 全体は，$_9C_3=84$
白玉2個，赤玉1個を取り出す。$_4C_2\cdot{}_3C_1=18$

従って，確率は，$\dfrac{18}{84}=\dfrac{3}{14}$

白玉1個，赤玉1個，黒玉1個を取り出すのは，
$_4C_1\cdot{}_3C_1\cdot{}_2C_1=24$

よって，同じ色の玉が2個以上ある確率は，

$1-\dfrac{24}{84}=\dfrac{60}{84}=\dfrac{5}{7}$

Ⅱ

〔解答〕

(1)

ア	イ	あ	ウ	エ	い	オ
2	3	①	8	3	②	4

(2)

カ	キ	ク	ケ	コ	サ	シ	ス	セ
1	2	3	2	4	1	7	6	7

(3)

ソ	タ	チ	ツ	テ	ト	ナ	ニ	ヌ	ネ	ノ
2	1	6	9	1	1	3	9	1	6	3

〔出題者が求めたポイント〕

(1) $a_{n+1}=ra_n+p$ のとき，$\alpha=r\alpha+p$ となる α を求めると，$a_{n+1}-\alpha=r(a_n-\alpha)$ となるので，
$a_n-\alpha=(a_1-\alpha)r^{n-1}$

$\displaystyle\sum_{k=1}^{n}ar^{k-1}=a\dfrac{1-r^n}{1-r}$

(2) △ABC の面積は，$\dfrac{1}{2}$ AB・AC sin∠BAC
$\overrightarrow{AB}\cdot\overrightarrow{AC}=|\overrightarrow{AB}||\overrightarrow{AC}|\cos\angle BAC$
$\overrightarrow{BH}=t\overrightarrow{BC}$ として，$\overrightarrow{AH}$ を $\overrightarrow{AB}$, $\overrightarrow{AC}$ で表わす。
$\overrightarrow{AH}\perp\overrightarrow{BC}$ より　$\overrightarrow{AH}\cdot\overrightarrow{BC}=0$ から t を求める。

(3) $y=f(x)$ の $x=t$ における接線は，
$y=f'(t)(x-t)+f(t)$
この接線が $(1, -3)$ を通ることより t を求める。
定積分で面積を求める。

〔解答のプロセス〕

(1) $\alpha=-3\alpha+8$ とすると，$\alpha=2$
よって，$a_{n+1}-2=-3(a_n-2)$ で $a_1-2=-1$
よって，$a_n-2=-1\cdot(-3)^{n-1}$
従って，$a_n=2-(-3)^{n-1}$

$\displaystyle\sum_{k=1}^{n}\{2-(-3)^{k-1}\}=2n-\dfrac{1-(-3)^n}{1-(-3)}$

$$= \frac{8n + (-3)^n - 1}{4}$$

(2) $S = \frac{1}{2} 6\sqrt{2} \cdot 4\sqrt{2} \sin \frac{\pi}{3} = 12\sqrt{3}$

$\overrightarrow{AB} \cdot \overrightarrow{AC} = 6\sqrt{2} \cdot 4\sqrt{2} \cos \frac{\pi}{3} = 24$

$\overrightarrow{BH} = t\overrightarrow{BC}$ とすると，
$\overrightarrow{AH} = \overrightarrow{AB} + t(\overrightarrow{AC} - \overrightarrow{AB}) = (1-t)\overrightarrow{AB} + t\overrightarrow{AC}$
$\overrightarrow{AH} \perp \overrightarrow{BC}$ より
$\{(1-t)\overrightarrow{AB} + t\overrightarrow{AC}\} \cdot (\overrightarrow{AC} - \overrightarrow{AB}) = 0$
$-(1-t)|\overrightarrow{AB}|^2 + (1-t-t)\overrightarrow{AB} \cdot \overrightarrow{AC} + t|\overrightarrow{AC}|^2 = 0$
$-72(1-t) + 24(1-2t) + 32t = 0$

$56t - 48 = 0$　より　$t = \frac{6}{7}$

従って，$\overrightarrow{AH} = \frac{1}{7}\overrightarrow{AB} + \frac{6}{7}\overrightarrow{AC}$

(3) $y' = 2x$, $x = t$ における接線の方程式は，
$y = 2t(x-t) + t^2 = 2tx - t^2$
$(1, -3)$ を通るので，$2t - t^2 = -3$
$t^2 - 2t - 3 = 0$　より　$(t+1)(t-3) = 0$
$t = -1$ のとき，$y = -2x - 1$
接点は，$(-1, 1)$
$t = 3$ のとき，$y = 6x - 9$，接点は，$(3, 9)$

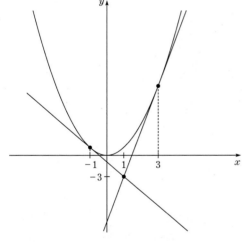

$\int_{-1}^{1}(x^2 + 2x + 1)dx + \int_{1}^{3}(x^2 - 6x + 9)dx$

$= \left[\frac{1}{3}x^3 + x^2 + x\right]_{-1}^{1} + \left[\frac{1}{3}x^3 - 3x^2 + 9x\right]_{1}^{3}$

$= \frac{7}{3} - \left(-\frac{1}{3}\right) + 9 - \frac{19}{3} = \frac{16}{3}$

化 学

解 答　27年度

I

〔解答〕

問1　㋐ h　㋑ j　㋒ f　㋓ g
問2　① a　② a
問3　b
問4　e
問5　a

〔出題者が求めたポイント〕

化学結合，分子間力，水素結合，イオン結晶の特徴

〔解答のプロセス〕

問3　a：NaCl のようなイオン結晶はクーロン力により結びついており，結合力は強いが，外力により結晶の並びがずれると同符号どうしのイオンが近づき，反発力がはたらくためもろい。
　　　b：スクロースがもつヒドロキシ基 -OH は極性をもつため，水素結合により水分子が水和するので水によく溶ける。
　　　c：黒鉛の平面構造どうしは分子間力により結びつくので，はがれやすい。
　　　d：水以外のほとんどの物質が液体より固体の方が密度が大きいため，凝固すると底に沈む。
問4　一般に金属元素と非金属元素からなる物質はイオン結合により結びつく。
問5　イオン結合でできた固体は電気を通さないが，水に溶かすと，イオンの移動が可能になるので電気を通す。

II

〔解答〕

問1　① c　② a
問2　㋐ 2　㋑ 4　㋒ 4
問3　c
問4　ⓐ～ⓓ　4.80×10^{-1}(g)
問5　ⓐⓑ　84(mL)
問6　ⓐ～ⓓ　4.55×10^{-1}(mol/L)
問7　b

〔出題者が求めたポイント〕

直列電解槽の電気分解

〔解答のプロセス〕

問1～3　各極板の反応は次のとおり。
　Ⓐ H$_2$SO$_{4aq}$ $\begin{cases} ①陽極：2H_2O \longrightarrow O_2 + 4H^+ + 4e^- \\ ②陰極：2H^+ + 2e^- \longrightarrow H_2 \end{cases}$
　Ⓑ AgNO$_{3aq}$ $\begin{cases} ③陽極：2H_2O \longrightarrow O_2 + 4H^+ + 4e^- \\ ④陰極：Ag^+ + e^- \longrightarrow Ag \end{cases}$
　Ⓒ CuCl$_{2aq}$ $\begin{cases} ⑤陽極：2Cl^- \longrightarrow Cl_2 + 2e^- \\ ⑥陰極：Cu^{2+} + 2e^- \longrightarrow Cu \end{cases}$
問4　④に析出した Ag より，

（Ⓑに流れた e$^-$）$= \underset{\text{Ag(mol)}}{\underbrace{\frac{1.62}{108}}} \times 1 = 0.015$(mol)

直列電解槽なので，Ⓒに流れた e$^-$ も 0.015(mol)。
よって，⑥に析出した Cu は，

$$\underset{e^-\,(\text{mol})}{\underbrace{0.015}} \times \underset{Cu(\text{mol})}{\underbrace{\frac{1}{2}}} \times 64.0 = 0.480\text{(g)}$$

問5　③で発生した O$_2$ は，

$$\underset{e^-\,(\text{mol})}{\underbrace{0.015}} \times \underset{O_2(\text{mol})}{\underbrace{\frac{1}{4}}} \times 22.4 \times 10^3 = 84\text{(mL)}$$

問6　体積変化は無視できるので，④での反応より，析出した Ag の分だけ濃度は減少している。
よって，問4より，
（析出した Ag の物質量）
　　= （消費された AgNO$_3$ の物質量）= 0.015(mol)
だから，電気分解前の AgNO$_3$ は
$\underset{\text{電気分解後}}{\underbrace{4.25 \times 10^{-1}\text{mol/L} \times 0.500\text{ L}}} + 0.015$
= 0.2275(mol)
これが，0.500(L)中にあったので，
$\dfrac{0.2275\text{(mol)}}{0.500\text{(L)}} = 0.455$(mol/L)
問7　③の反応より，H$^+$ の濃度は大きくなるので，pH は小さくなる。

III

〔解答〕

問1　① d
問2　a
問3　b
問4　f
問5　X　1
問6　ⓐ～ⓒ　11.2(L)
問7　ⓐ～ⓒ　56.9(L)

〔出題者が求めたポイント〕

熱化学方程式の計算，燃焼に関する量的関係。

〔解法のプロセス〕

問2　与えられた反応熱を熱化学方程式で表すと次のとおり。

$$C(固) + \frac{1}{2}O_2(気) = CO(気) + 111\text{ kJ}\cdots①$$

$$C(固) + O_2(気) = CO_2(気) + 394\text{ kJ}\cdots②$$

$$H_2(気) + \frac{1}{2}O_2(気) = H_2O(液) + 286\text{ kJ}\cdots③$$

$$H_2O(液) = H_2O(気) - 44\text{ kJ}\cdots④$$

③＋④より，H$_2$O（気）の生成熱は 242 kJ/mol である。
よって，

（反応熱）＝（生成物の生成熱の総和）
$$-（反応物の生成熱の総和）$$
より，
　　　（式（ア）の反応熱）＝ 111 − 242 ＝ − 131（kJ）
　　　※単体の生成熱は 0 kJ/mol である。

問3　H_2 は水上置換法で捕集。
　　　NH_3 は上方置換，$Cl_2・SO_2・NO_2$ は下方置換。

問5　CO…x mol，H_2…y mol とおくと，
$$x+y=\frac{4.48}{22.4}=0.20（mol）$$
$$28x+2y=3.00（g）$$
　　　連立して，$x=y=0.10（mol）$
　　　よって，$x:y=1:1$

問6　係数を分数のまま表記すると，A の完全燃焼式は
　　　次のとおり。
$$CO+\frac{1}{2}O_2 \longrightarrow CO_2…⑤$$
$$H_2+\frac{1}{2}O_2 \longrightarrow H_2O…⑥$$
　　　（必要な O_2）＝（CO の分）＋（H_2 の分）
$$=x\times\frac{1}{2}+y\times\frac{1}{2}$$
$$=0.10（mol）$$
　　　よって，必要な空気の体積は
$$0.10 \times \frac{4+1}{1} \times 22.4=11.2（L）$$
　　　O_2(mol)　　空気(mol)

問7　⑤の反応熱は，②−①より，283 kJ/mol，
　　　⑥の反応熱は，③より，286 kJ/mol なので，
　　　問5の結果とあわせて，
$$283\times0.10+286\times0.10=56.9（kJ）$$

Ⅳ

〔解答〕

問1　ア　6
問2　d
問3　ab　84
問4　d
問5　e
問6　d
問7　c

〔出題者が求めたポイント〕

オゾン分解によるアルケンの構造決定

〔解答のプロセス〕

問1　炭素数5つで考えられる炭素骨格は次の3つ。

```
            C                C
            |                |
C-C-C-C-C   C-C-C-C      C-C-C
↑ ↑         ↑ ↑ ↑          ↑   |
① ②        ③ ④ ⑤         ① ②  C
```

上図の↑部をC＝Cとすると，C_5H_{10}のアルケンとなり，
構造異性体が5つあることがわかるが，本問は「幾何

異性体も数に含める」とあるので，②の構造に幾何異
性体があることに注意して，異性体の数は6個となる。

②
```
   CH₃        CH₂-CH₃      CH₃         H
     C=C                    C=C
   H        H             H        CH₂-CH₃
    シス型                  トランス型
```

(注)一般に「構造異性体」に幾何異性体は含めない。

問2　気体の状態方程式より，
$$1.00\times10^5\times0.830=n\times8.30\times10^3\times370$$
$$n=\frac{1}{37}=2.702…\times10^{-2}$$
$$\fallingdotseq2.70\times10^{-2}（mol）$$

問3　問2より，
$$\frac{2.27（g）}{\frac{1}{37}}（mol）=83.99\fallingdotseq84$$

問4　炭素間不飽和結合（C＝C，C≡C）をもつと，Br_2
　　　と付加反応する。
　　　選択肢中で反応がおこるのは，エチレン，アセチレン，
　　　ブテン，プロペン。

問5～7　問3より，化合物 A は $n=6$ で，
　　　　分子式 C_6H_{12}。
　　　実験Ⅲの $KMnO_4$ との反応により，

```
          R₁              R₃
A  →        C=O + O=C
          R₂              OH
          B(中性)        C(酸性)
          ↓              ↓
         ケトン         カルボン酸
```

実験Ⅴより，得られた CO_2 を n mol とすると，
$$1.00\times10^5\times7.47=n\times8.30\times10^3\times300$$
$$n=0.300（mol）$$

よって C は炭素数が3のカルボン酸（プロピオン酸）と
わかる。A が炭素数6なので，B は炭素数3のケトン
（アセトン）と決まる。

```
         CH₃-C-CH₃
アセトン       ‖
             O
```

⌐⌐⌐⌐の部分がヨードホルム反応陽性の部分。

摂南大学　薬学部(推薦)入試問題と解答

令和2年7月13日　初版第1刷発行

編　集　　みすず学苑中央教育研究所

発行所　　**株式会社ミスズ**　　　　　　　　　　定価　本体3,000円＋税

〒167−0053

東京都杉並区西荻南2丁目17番8号

ミスズビル1階

電　話　03(5941)2924(代)

印刷所　　タカセ株式会社

本書の一部又は全部の複製、転写、コピーは著作権に触れるので禁止する。